新型药物制剂的专利研究

XINXING YAOWU ZHIJI DE
ZHUANLI YANJIU

蒋嘉瑜 贾麒 刘应梅 杨青青 银欢 编著

四川科学技术出版社

图书在版编目（CIP）数据

新型药物制剂的专利研究 / 蒋嘉瑜等编著. —— 成都：
四川科学技术出版社, 2024. 10. —— ISBN 978-7-5727
-1567-9

Ⅰ. R944-18

中国国家版本馆CIP数据核字第2024YV6764号

新型药物制剂的专利研究

编　　著　蒋嘉瑜　贾　麒　刘应梅　杨青青　银　欢

出 品 人　程佳月
策划组稿　钱丹凝
营销编辑　鄢孟君
责任编辑　税萌成
封面设计　筱　亮
责任出版　欧晓春
出版发行　四川科学技术出版社
　　　　　成都市锦江区三色路238号　邮政编码 610023
　　　　　官方微博 http://weibo.com/sckjcbs
　　　　　官方微信公众号 sckjcbs
　　　　　传真 028-86361756
成品尺寸　145 mm×210 mm
印　　张　7.25
字　　数　160 千
印　　刷　成都兴怡包装装潢有限公司
版　　次　2024年10月第 1 版
印　　次　2025年1月第 1 次印刷
定　　价　48.00元

ISBN 978-7-5727-1567-9

邮　　购：成都市锦江区三色路238号新华之星A座25层　邮政编码：610023
电　　话：028-86361770

出版说明

　　本书作者蒋嘉瑜、贾麒、刘应梅、杨青青和银欢来自国家知识产权局专利局专利审查协作四川中心，具体分工如下：

　　刘应梅：负责研究框架设计，负责全书统稿、审校、修订，执笔第 1 章（共计：5.3 万字）

　　蒋嘉瑜：负责研究框架设计，负责全书校核，第 2 章统稿，执笔第 2 章（共计：5.3 万字）

　　贾麒：第 3 章统稿，执笔第 3 章（共计：5.2 万字）

　　杨青青：参与执笔第 2 章第 2.2.4 节部分内容（共计 0.1 万字）

　　银欢：参与执笔第 3 章概述、结论建议（共计 0.1 万字）

前 言

　　2021 年 12 月，工业和信息化部联合国家发展和改革委员会等九个部门发布了《"十四五"医药工业发展规划》。该规划特别强调了开发具有高度选择性、长效和控制释放特性的复杂药物制剂技术；强调要提高复杂制剂等高附加值产品比重，更好地满足群众健康需求。

　　随着医药技术的发展，药品集采常态化，普通制剂竞争压力加大，同时疾病治疗的新观念对药物制剂提出了更高的要求，这些都促进了药物制剂新技术的发展。高技术、高壁垒的新型药物制剂相比于普通仿制药市场准入门槛更高，竞品更少。新型药物制剂主要包括纳米晶、微针、脂质体、脂质纳米颗粒、微球、胶束等。

　　本书从专利文献的角度对新型药物制剂进行了分析，使读者能全面了解该领域的技术发展现状，同时关注到产业的应用方向。本书选取纳米晶、微针、脂质体和脂质纳米颗粒作为新型药物制剂的代表，系统分析了上述新型药物制剂在全球范围内的专利现状，从总体态势、技术演进路线、产业现状、重点申请人和重点产品的专利布局等方面进行了细致的梳理和研究，理清了产品和技术之间的关系，希望能为国内相关企业的专利布局策略提供指导，为中国新型药物制剂产业相关政策的制定和产业转型升级决策提供参考。本书的专利文献来源于INCOPAT 数据库。

　　由于专利文献数据采集范围和专利分析工具的限制，加之研究人员水平有限，本书的数据、结论和建议仅供社会各界借鉴研究。

目 录

1

纳米晶药物

1.1 纳米晶药物的技术发展现状

1.1.1 概述

据统计，在新药开发过程中，60% 化学合成的候选药物是难溶性药物，而溶解度低、生物利用度低是困扰药物成药性的关键因素之一。正在研发的新型化合物中有 70% ～ 90% 被归入生物药剂学分类系统（BCS）的第二类和第四类。难溶性药物较低的溶解度导致其给药后生物利用度低，限制了其临床应用。因此，提高难溶性药物溶解度及溶出速率具有重要意义 [1]。

科学工作者想尽一切办法来提高具有药物活性的化合物的溶解度，其中一种受欢迎的方法是减小药物粒径，由此纳米晶药物应运而生。另一种解决办法与药物晶型研究相关，药物间的多晶型现象不仅会影响药物理化性质，如熔点和密度，同样也会使药物的成药性有所差异，如稳定性、溶解性和生物利用度。对药物晶型的研究可以筛选出安全性、稳定性和有效性高的优势药物晶型，因此，其成为解决药物溶解度低的一个有效方法。纳米技术指在 1 ～ 1 000 nm 的尺度里研究电子、原子、分子内的运动规律和特性，其与药物多晶型成因之一分子排列规律有着一定的交叉，两者的结合，不仅可以改善化合物的溶

① 钟海军，李瑞. 药剂学 [M]. 武汉：华中科技大学出版社，2021.

解度，对影响药物成药性的很多因素也具有一定的改善作用，如图 1-1 所示。纳米晶药物（nanocrystal drugs）是在纳米尺度和晶型技术上共同开发的，这类药物在制药行业有着广阔的应用前景（图 1-1），纳米晶药物研制技术的出现吸引了更多研究者的关注[①]。

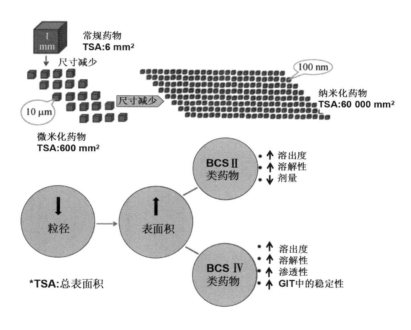

图 1-1　纳米晶药物的优势[②]

纳米晶药物也称纳米混悬剂（nanosuspension），是以少量的表面活性剂或聚合物为稳定剂，通过重结晶或者粉碎，使尺寸为 1 ~ 1 000 nm 的难溶性药物分散在液体分散介质中，从而形成分散体系的一类药物，适合于口服、注射等途径给药，以

---

① 王若楠, 袁鹏辉, 杨德智, 等. 纳米晶药物的应用及展望[J]. 医药导报, 2020, 39（8）: 1100-1106.

②Chang T L, Zhan H, Liang D, et al. Nanocrystal technology for drug formulation and delivery [J]. Front. Chem. Sci. Eng., 2015, 9: 1-14.

提高生物利用度[①]。

纳米晶体技术最早由爱尔兰 ELAN 公司开发,该公司于 1991 年首次提出了纳米晶体(nanocrystals)的概念,而事实上药剂学家普遍认为纳米晶体技术本质上是由 1988 年研发的 Hydrosols 技术发展而来[②]。

纳米晶药物粒径小,能够增大分子表面积,可显著提高药物的可润湿性、饱和溶解度及溶出速度。纳米晶体技术可提高药物稳定性、安全性,利用纳米晶体技术制备的药物几乎不使用载体,载药量接近 100%,从而提高了载药量,减少了因使用辅料而带来的潜在毒性,减小了给药体积,提高了机体耐受性。此外,纳米混悬液一般以水为分散介质,从而避免了非水溶剂的使用,降低了不良反应发生的概率。纳米晶药物还可以改善黏附性,良好的生物黏附性可促进难溶性药物的口服吸收。纳米晶药物还具有良好的稳定性,这也是纳米晶药物悬浮液成为合格产品的前提。良好的储存稳定性表现在聚集现象和奥斯特瓦尔德熟化现象(Ostwald ripening phenomenon)的消失。[③] 纳米晶体技术为改善难溶性药物的溶解度与生物利用度提供了一种有效的方法,极具产业化应用与发展前景。

1.1.2　纳米晶药物的制备

依据粒径降低的原理,纳米晶药物的制备方法一般分为"自上向下"("Top-down")、"自下向上"("Bottom-

---

① Mei-Ling C, Mathew J, LSL,et al. Development considerations for nanocrystal drug products [J].American Association of Pharmaceutical Scientists, 2017, 19: 642-651.

② 岳鹏飞,刘阳,谢锦,等. 药物纳米晶体制备技术 30 年发展回顾与展望[J]. 药学学报, 2018, 53(4): 529-537.

③ 余家会,任红轩,黄进. 纳米生物医药[M].上海:华东理工大学出版社, 2011.

up"）以及联用技术 [1]，参见图 1-2。

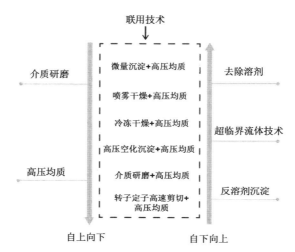

图 1-2 难溶性药物纳米晶的制备方法（ART MICCRA：A high speed
rotor-stator system）[2]

（1）"Top-down"技术

"Top-down"技术主要依靠机械高压、研磨将微米级的晶体颗粒转化为纳米颗粒，主要包括介质研磨法、高压均质法和激光破碎法等。

介质研磨法（media milling）（Nanocrystal® 技术）最早由 LIVERSIDGE 等人于 1990 年开发 [3]，NanoSystem 公司（现为 ELAN 公司）首先申请专利 [4]。介质研磨法有干法介质研磨和湿法介质研磨两种。

① 陈焕，叶凡，柯俊雄，等．纳米晶体稳定性影响因素及稳定化措施研究进展［J］．中国药学杂志，2023，58（5）：385-390.
② 刘晓雪，龚俊波，魏振平．纳米晶体技术及其提升水难溶药物药理学功效的研究进展［J］．药学学报，2021，56（12）：3431-3440.
③ 王健，段京莉，李邱雪．纳米晶提高难溶性药物溶出及生物利用度的研究进展［J］．沈阳药科大学学报，2016，33（3）：253-258.
④ 夏怡然，王健，朱金屏，等．纳米药物晶体的制备技术研究进展［J］．中国医药工业杂志，2010，41（2）：134-140.

其中湿法介质研磨法工业应用范围更广，其原理如图 1-3 所示，是将药物分散在含表面修饰剂的溶液中，与研磨介质（玻璃珠、陶瓷珠、氧化锆、硅酸锆等）一起放入专用研磨机内，靠研磨杆的高速运动，使药物粒子与研磨介质之间、研磨介质和器壁之间发生猛烈撞击和研磨，从而使药物粉碎得到纳米晶的方法。表面修饰剂包括各种各样的聚合物、天然产物和表面活性剂，如聚乙烯吡咯烷酮、Pluronic F68 等。该方法操作过程简单，易于产业化，可通过稳定剂种类及用量的改变、研磨工艺参数的优化等来控制纳米晶药物的粒径及其分布[①,②,③]。然而，介质研磨的局限性在于研磨材料的残余物会引入最终产物，从而污染产物。这些研磨介质在人体肠胃流体中并不会被溶解，因此在药物研发中是个棘手的问题。此外，介质研磨花费的时间一般较长，引入空气中微生物污染的风险也相应地提高了。

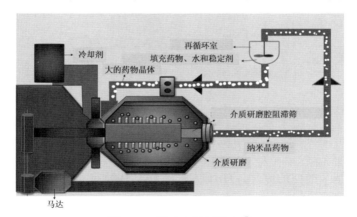

图 1-3　湿法介质研磨法 ④

① 钟海军, 李瑞 . 药剂学 [M] . 武汉 : 华中科技大学出版社, 2021.

② 方亮 . 药剂学 [M] . 3 版 . 北京 : 中国医药科技出版社, 2016.

③ 马月琴, 李刚, 肖汉扬, 等 . 纳米晶的制备技术及其在黏膜给药系统中的研究进展 [J] . 中国医药工业杂志, 2023, 54（7）: 1042-1051.

④ 田阳, 彭一凡, 张志伟, 等 . 纳米晶体药物制备技术的研究进展 [J] . 药学学报, 2021, 56（7）: 1902-1910.

高压均质法（high-pressure homogenization）是另一种利用机械作用制备超细晶体的方法，具体来说，是通过高压均质机（比如活塞均质机）产生的空化作用，将悬浮液中的晶体颗粒粉碎成超细颗粒。依据工作原理可分为微射流纳米分散技术和活塞-裂隙均质技术。微射流纳米分散技术（IDD-PTMTM）由加拿大 RTP 公司开发，高压微射流纳米分散技术是将大颗粒药物分散于水溶液或其他溶剂中形成粗混悬液，在高压作用下使粗混悬液高速通过一个特别设计（"Z"形或"Y"形）的均化室（图1-4），利用撞击力、剪切力和空穴作用来减小药物的粒径，在"Z"形均化室中，混悬液在短时间内改变液流方向，因碰撞而产生剪切力，而在"Y"形均化室，则是由于两个管道中的混悬液在交叉处正面高速碰撞而产生剪切力。[1]

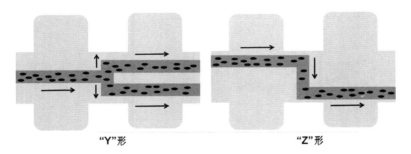

"Y"形   "Z"形

图1-4　高压微射流腔室类型

基于类似的原理，MULLER 等人于 1994 年开发了活塞-裂隙均质技术（Dissocubes® 技术）[2]。该技术是指药物微粒在高压驱动下，通过一个细小的狭缝，在高速剪切、高频振荡、空穴现象和对流撞击等作用下使药物颗粒粉碎，如图1-5所示。此

① 岳鹏飞，刘阳，谢锦，等. 药物纳米晶体制备技术30年发展回顾与展望［J］. 药学学报，2018，53（4）：529-537.
② 王健，段京莉，李邱雪. 纳米晶提高难溶性药物溶出及生物利用度的研究进展［J］. 沈阳药科大学学报，2016，33（3）：253-258.

外，还开发了第二代活塞 - 裂隙均质技术（Nanopure® 技术）。Nanopure® 技术最突出的特点是可在非水介质中进行，因此适用于易水解药物的生产。该技术可通过调节均质压力、循环次数等控制药物粒径及其分布[①]。高压均质法制备超细晶体的优点是易于产业放大，可以实现每小时几百升到几千升的产量。但对于高压均质法来说，产品结晶度是一个不可忽视的挑战。在高压情况下，一些晶体的结构会发生改变，从而影响产品结晶度。

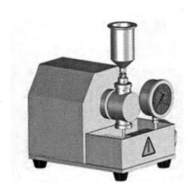 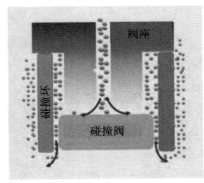

图 1-5 活塞 - 裂隙均质技术[②]

激光破碎法是依靠辐照产生的高强度能量，使微粒破碎成纳米颗粒，但易导致药物晶体受到破坏。所得颗粒的粒径主要受激光功率、悬浮液体积和辐照处理时间等因素影响。

"Top-down" 技术具有简单快速、不需要使用有机溶剂、重复性高、易于放大的优点，但该技术属于能量密集型技术，需要高剪切力和高温，且研磨介质可能污染产物从而使药物出现潜在的不稳定性。目前已上市的基于纳米晶体技术的药物产

① 钟海军，李瑞 . 药剂学 [M]. 武汉：华中科技大学出版社，2021.
② 岳鹏飞，刘阳，谢锦，等 . 药物纳米晶体制备技术 30 年发展回顾与展望 [J]. 药学学报，2018，53（4）：529-537.

品基本上都是由介质研磨法生产的[①]。

（2）"Bottom-up"技术

"Bottom-up"技术最早由 LIST 等于 1988 年报道，并称之为"纳米沉淀"[②]。"Bottom-up"方法重点要控制沉淀和结晶，而控制沉淀和结晶包括药物在溶剂（通常为与水互溶的有机溶剂）中的溶解，以及通过添加反溶剂（通常为水），使药物过饱和而析晶，主要包括纳米沉淀法、乳化法、微射流反应技术、喷雾干燥结晶、超临界流体结晶法等。

纳米沉淀法又称溶析结晶，是在溶有药物的有机溶剂中加入不良溶剂，诱导药物的溶解度显著下降，促进药物分子的成核及生长，在稳定剂（如 HPMC、PVC 等）作用下，形成纳米晶药物，如图 1-6 所示。在溶析结晶制备超细晶体的过程中，关键的问题是促进晶体的快速成核，抑制晶体的生长。而较高的过饱和度可以提高成核速率，因此在溶析结晶中，过饱和度的调控对最终产品的粒度分布以及晶习有着至关重要的意义。除此之外，溶剂和反溶剂的类型、溶剂与反溶剂的比值、溶剂与反溶剂的加入顺序都会影响到结晶过程，从而对最终产品的性质产生影响。

该方法制备工艺简单，设备简易，不需要高压设备或者其他昂贵设备，无须高能输入，原料可以回收利用，大大减少了生产费用。面临的主要问题包括粒度分布的调控，基于 Ostwald 熟化机制晶体生长的控制以及晶体颗粒结块现象，且常用到有机溶剂，规模化生产较难[③]。

---

① 陈焕，叶凡，柯俊雄，等.纳米晶体稳定性影响因素及稳定化措施研究进展[J].中国药学杂志，2023，58（5）：385-390.
② 王健，段京莉，李邱雪.纳米晶提高难溶性药物溶出及生物利用度的研究进展[J].沈阳药科大学学报，2016，33（3）：253-258.
③ 钟海军，李瑞.药剂学[M].武汉：华中科技大学出版社，2021.

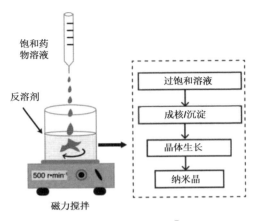

图 1-6　纳米沉淀法 ①

　　通过纳米沉淀法制备超细晶体依赖于溶液与反溶剂快速强烈的混合，在短时间内形成较高的过饱和度。这类制备方法可分为两种类型：一种是简单混合；另一种是强化混合。简单混合使用静态混合器，以实现快速均匀混合。在这个过程中，合适的溶剂应该可以充分地溶解溶质，快速地扩散到反溶剂中。溶剂的挑选主要基于药物在溶剂中的溶解度，此外，溶剂与稳定剂之间的相互作用也应该被重点考虑。静态混合器在研究中被视为一种简单的混合设备，相比于其他混合设备，它具有低成本、低能耗、空间体积小、混合均匀等优点。

　　超声辅助结晶是一种利用超声强化溶剂与反溶剂混合的结晶手段，它的原理是形成气泡，让气泡坍塌释放冲击波。这种冲击波导致了更快速、更均一的成核过程，通过控制晶核的数量，使粒子尺寸更小，减小粒子的团聚。最终产品的颗粒尺寸取决于超声作用的持续时间、强度以及超声的频率。

　　超重力可控结晶技术常用来制备纳米级的颗粒，通过这种

① 刘晓雪, 龚俊波, 魏振平. 纳米晶体技术及其提升水难溶药物药理学功效的研究进展[J]. 药学学报, 2021, 56（12）: 3431-3440.

方法制备的颗粒，粒度分布窄、晶习稳定。如图1-7所示，这种技术采用了一个旋转的填料床，填料一般是金属或者塑料丝网，两股液体A和B经过分配器，在旋转填料床的中心混合，由于离心力，中心处的混合液受到超重力作用，使其经由填料离开反应器，超重力技术的优点是成本低、产量高，最重要的是，它并不需要稳定剂控制颗粒的尺寸[①]。

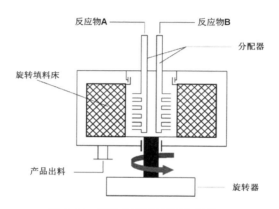

图1-7 超重力可控结晶示意图

乳化法也称乳化溶剂挥发法（emulsion-solvent evaporation），是指先乳化后蒸去有机溶剂制备纳米混悬剂的一种方法。该法首先制备含药O/W型纳米乳，难溶性药物溶解在油相乳滴内；然后通过各种方式（如减压蒸馏、匀质化、对流匀质等）使乳滴中有机溶剂挥发，药物析出。通过控制乳滴大小可控制药物纳米粒子的尺寸[②]。

微射流反应技术（microfluidic reaction technology）是2010年由Microfluidics公司发明的一种利用喷射流原理缩小晶体尺寸的方法，是近年纳米晶制备工艺研究的热点。装置主要由计量

① 郑海峰，贾晟哲，王崧成，等.超细晶体的研究进展［J］.化工学报，2022，73（10）：4285-4297.
② 方亮.药剂学［M］.3版.北京：中国医药科技出版社，2016.

泵、强化泵、微反应器和冷却装置构成。如图 1-8 所示，反溶剂和药物溶液经进料口加入，两者的比例经计量泵控制，在混合区对两者进行初步混合，形成的混悬液以预定的速度流入强化泵。强化泵对流入的混悬液加压，达到指定压力后，混悬液通过喷嘴以超高速进射进入微反应器。在微反应器内，喷射流相互碰撞，在强烈的空穴效应和剪切效应下颗粒粒径减小。为了降低由于黏性能量耗散而在加工过程中升高的流体温度，产物在最终进入收集室前会先进入冷却装置。反应物在进入微反应器之前会有一些混合，但是由于流体的接触持续时间很短（＜1 s），且流动为层流，混合保持在最低限度。反应器内液体的混合强度比反应器前的混合强度高一个数量级。微流体反应技术最大的优点是能够连续化和规模化生产纳米晶体，并且制得的产品粒径较均一，但是此法仍然存在能量消耗大和通路易堵塞的缺点[①]。

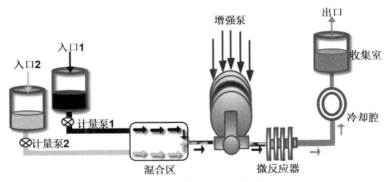

图 1-8　微射流反应技术

　　喷雾干燥结晶（spray drying crystallization）是将药物溶液雾化后与热干气体接触，使溶剂迅速汽化，从而干燥得到纳米晶的过程。它可以在短时间内产生颗粒粒度分布较窄的纳米颗粒，如图 1-9 所示。喷雾干燥结晶过程可以分为三个阶段：

　　① 田阳，彭一凡，张志伟，等. 纳米晶体药物制备技术的研究进展［J］. 药学学报，2021，56（7）：1902-1910.

原料液的雾化、液滴的干燥、粉末的回收。首先，原料液通过喷嘴进入干燥室，经喷嘴雾化形成细小液滴。其次，干燥气体与液滴在干燥室中接触，并在液滴表面进行质量和热量传递。最后，在旋风分离器中，固体颗粒从气相介质中分离出来，并被收集装置收集。影响喷雾干燥效果的参数有两类，分别是原料液参数和过程工艺参数。原料液参数包括所选溶剂的理化性质，如黏度、蒸发潜热、溶质浓度、原料液的稳定性。过程工艺参数包括进料速度、进出口温度、雾化器的类型、干燥气的类型和流动速率。常见的雾化器可分为超声喷嘴、旋转雾化器、单流体雾化器、多流体雾化器，不同的雾化器产生的液滴尺寸不同，而液滴的尺寸又会最终影响到产品的粒度。喷雾干燥结晶技术作为一种产品质量均一、过程连续可控、适应性强、可放大的超细晶体制备方法，仍存在一些问题，比如产品易聚结、不适用于一些热分解温度低的物质[①]。

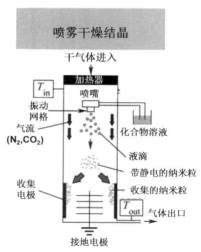

图1-9 喷雾干燥结晶

① 郑海峰, 贾晟哲, 王崧成, 等. 超细晶体的研究进展 [J]. 化工学报, 2022, 73 (10): 4285-4297.

　　超临界流体结晶法（supercritical fluid crystallization）是将药物溶解在超临界流体（如 CO_2）中，使其通过孔径微小的喷嘴减压雾化，从而在瞬间形成超细微粒，如图 1-10 所示。该法主要分为超临界流体快速膨胀（RESS）和超临界反溶剂（SAS）技术。RESS 技术的主要影响因素为药物浓度、超临界流体压力及预膨胀室温度；而 SAS 技术的主要影响因素为药液雾化效率、液滴与超临界流体的混合程度等，一般适用于不溶于超临界 CO_2 流体的药物。超临界流体法可制得纯度高且无有机溶剂残留的纳米晶，但由于大多药物在超临界流体中的溶解度很小，因此利用率不高[①]。

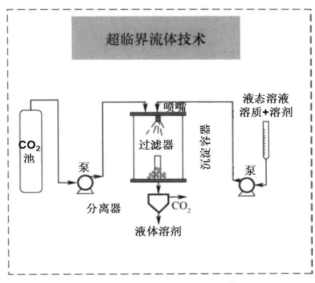

图 1-10　超临界流体技术[②]

　　"Bottom-up" 技术具有经济实惠、制得的颗粒尺寸更小的优点，但该技术难以放大，难以寻找到合适的条件，并且有有

---

① 马月琴, 李刚, 肖汉扬, 等. 纳米晶的制备技术及其在黏膜给药系统中的研究进展［J］. 中国医药工业杂志, 2023, 54（7）: 1042-1051.
② 郑海峰, 贾晟哲, 王崧成, 等. 超细晶体的研究进展［J］. 化工学报, 2022, 73（10）: 4285-4297.

机溶剂残留的问题[①]。

（3）联用技术

制备纳米晶药物时，单一技术难以达到粒径均匀、稳定性好的要求，多种技术联用可弥补其缺点，从而使制剂安全有效。联用"Top-down"和"Bottom-up"技术，可消除缺陷并充分利用各技术的长处，更好地控制纳米晶体药物的粒径大小，并加快生产速度，但联用技术的经济性和加工过程的复杂性有时也会限制联用技术的使用。除了"Top-down"和"Bottom-up"技术联用外，近年来又出现了共晶技术联合"Bottom-up"技术制备纳米晶体。激光破碎技术是近几年出现的新技术，该方法在激光烧灼过程中，固体靶受到辐照，被喷射出的物质在周围的液体中形成纳米颗粒，在激光破碎过程中，微粒子的搅拌悬浮液被辐照成纳米粒子。

这些联用技术主要包括冷冻干燥－高压均质法、喷雾干燥－高压均质法、探头超声－高压均质法、沉淀－高压均质法、介质研磨－高压均质技术、介质研磨－喷雾干燥法、反溶剂沉淀－超声法、沉淀－冻干－高压均质法、高速剪切－高压均质法、共晶技术联合"Bottom-up"技术等，这些联用技术的分类和特点如表1-1所示[②]。

表1-1　联用技术的分类和特点

分类	优点	局限性
冷冻干燥－高压均质法、喷雾干燥－高压均质法	避免堵塞问题，并减少处理时间	
探头超声－高压均质法	纳米晶体粒径小，分布范围窄，形态和再分散性好	预处理可能会增加流程的复杂性，并增加成本

① 陈焕, 叶凡, 柯俊雄, 等. 纳米晶体稳定性影响因素及稳定化措施研究进展[J]. 中国药学杂志, 2023, 58（5）：385-390.
② 代孟孟, 张元元, 王绍花, 等. 纳米晶药物制备技术的研究进展[J]. 中国粉体技术, 2019, 25（5）：56-62.

续表

分类	优点	局限性
沉淀 – 高压均质法	多分散系数理想且粒径较小，稳定性良好	
介质研磨 – 高压均质技术	减少高压均质的压力，提高均质效率，稳定性好	
介质研磨 – 喷雾干燥法	设备简单，制备工艺稳定，混悬液固化过程耗时少，所得纳米晶体流动性较好，易于工业化生产	
反溶剂沉淀 – 超声法	操作简单，重现性好，适合实验室少量制备	
沉淀 – 冻干 – 高压均质法	均质次数少	
高速剪切 – 高压均质法	减少高压均质压力，提高均质效率	
共晶技术联合"Bottom-up"技术	改善物化性质，增加溶解度和生物利用度	

上述多种技术可联合使用，通常以高压均质技术为主、其他技术为辅。以上的几种制备纳米混悬液的方法各有优缺点，要综合考虑粒径大小、稳定性、药物性质等各方面的因素，必要时联合使用，以期获得预期目标的纳米混悬液[①]。

1.1.3 纳米晶药物的上市产品信息

（1）口服纳米晶药物的上市产品信息

纳米晶药物可进一步加工成各类剂型，供注射或口服使用。美国食品药品监督管理局（FDA）批准上市的口服纳米晶药物有维拉帕米（Verapamil）、雷帕霉素（Sirolimus）、盐酸右哌甲酯（Dexmethylphenidate hydrochloride）、硫酸吗啡（Morphine

---

① 刘涛,姚贵丽,刘孝天,等 . 纳米混悬液的制备改良技术研究进展[J]. 中国药房, 2017, 28（10）: 1412–1414.

sulfate）、盐酸哌甲酯（Methylphenidate hydrochloride）、盐酸替扎尼定（Tizanidine hydrochloride）、阿瑞匹坦（Aprepitant）、非诺贝特（Fenofibrate）、大麻隆（Nabilone）、醋酸甲地孕酮（Megestrol acetate）、萘普生钠（Naproxen sodium）、灰黄霉素（Griseofulvin）、美他沙酮（Metaxalone）等[①、②、③、④、⑤]，其具体信息参见表1-2。

表1-2　口服纳米晶药物全球上市产品原研药信息

商品名	药品名	开发公司	制备方法	治疗疾病	FDA批准时间
VERELAN PM	维拉帕米	Societal CDMO Gainesville LLC	Top-down（WMM）	抗心律失常	1998年11月25日
RAPAMUNE	雷帕霉素	惠氏	Top-down（WMM）	免疫抑制剂	2000年8月15日
FOCALIN XR	盐酸右哌甲酯	SANDOZ INC	Top-down（WMM）	注意缺陷多动障碍	2005年5月26日
AVINZA	硫酸吗啡	KING PHARM	Top-down（WMM）	抗慢性疼痛	2005年5月20日
RITALIN LA	盐酸哌甲酯	SANDOZ INC	Top-down（WMM）	抗精神病	2002年6月5日
ZANAFLEX	盐酸替扎尼定	LEGACY PHARMA USA INC	Top-down（WMM）	肌肉松弛剂	2002年8月29日

① 方亮. 药剂学［M］. 3版. 北京：中国医药科技出版社，2016.
② 王若楠，袁鹏辉，杨德智，等. 纳米晶药物的应用及展望［J］. 医药导报，2020，39（8）：1100-1106.
③ 王健，段京莉，李邱雪. 纳米晶提高难溶性药物溶出及生物利用度的研究进展［J］. 沈阳药科大学学报，2016，33（3）：253-258.
④ 田阳，彭一凡，张志伟，等. 纳米晶体药物制备技术的研究进展［J］. 药学学报，2021，56（7）：1902-1910.
⑤ 岳鹏飞，刘阳，谢锦，等. 药物纳米晶体制备技术30年发展回顾与展望［J］. 药学学报，2018，53（4）：529-537.

续表

商品名	药品名	开发公司	制备方法	治疗疾病	FDA 批准时间
EMEND	阿瑞匹坦	默克	Top-down（WMM）	止吐药	2003 年 5 月 26 日
TRICOR	非诺贝特	艾伯维	Top-down（WMM）	高胆固醇血症	2004 年 11 月 5 日
CESAMET	大麻隆	礼来	Bottom-up（PC）	止吐	1985 年 12 月 26 日
MEGACE ES	醋酸甲地孕酮	ENDO PHARMA INC	Top-down（WMM）	厌食	2005 年 7 月 5 日
TRIGLIDE	非诺贝特	SKYE PHARMA AG	Top-down（HPH）	高胆固醇血症	2005 年 5 月 7 日
NAPRELAN	萘普生钠	TWI PHARMA	Top-down（WMM）	抗炎	1996 年 10 月 5 日
GRIS-PEG	灰黄霉素	BAUSCH	Bottom-up（PC）	抗真菌	1982 年 10 月 1 日
SKELAXIN	美他沙酮	KING PHARMA	Top-down（WMM）	肌肉松弛剂	2002 年 8 月 30 日

注：WMM（wet media milling）为湿法介质研磨，HPH（high pressure omogenization）为高压均质研磨，PC（Precipitation）为反溶剂法。

（2）注射纳米晶药物的上市产品信息

FDA 批准上市的注射长效缓释纳米晶药物主要包括抗精神类药物阿立哌唑（Aripiprazole）、月桂酰阿立哌唑（Aripiprazole Lauroxil）、棕榈酰帕利派酮（Paliperidone Palmitate）、双羟萘酸奥氮平（Olanzapine Dihydroxynaphthalate），以及抗 HIV-1 感染的卡博特韦 / 利匹韦林（Cabotegravir and Rilpivirine）、卡博特韦（Cabotegravir）、来那卡帕韦（Lenacapavir）。注射纳米晶药物上市产品还包括用于治疗中重度疼痛的美洛昔康（Meloxicam）和用于治疗恶性高热的孤儿药丹曲林钠

（Dantrolene Sodium），然而，丹曲林钠是快速起效药，美洛昔康的缓释周期为 1 日，所以美洛昔康和丹曲林钠纳米晶释放周期较短，剂型着眼于增溶效果。表 1-3 记录了注射纳米晶药物全球上市产品原研药的一般信息。

表 1-3　注射纳米晶药物全球上市产品原研药信息

商品名	药品名	开发公司	缓释时间	疾病	FDA批准时间
ARISTADA	阿立哌唑月桂酸酯	ALKERMES	1 月、2 月	精神分裂	2015 年 10 月 5 日
ARISTADA INITIO KIT	阿立哌唑月桂酸酯	ALKERMES	起始治疗	精神分裂	2018 年 6 月 29 日
INVEGA SUSTENNA	帕利哌酮棕榈酸酯	强生	1 月	精神分裂	2009 年 7 月 31 日
INVEGA TRINZA	帕利哌酮棕榈酸酯	强生	3 月	精神分裂	2015 年 5 月 18 日
INVEGA HAFYERA	帕利哌酮棕榈酸酯	强生	6 月	精神分裂	2021 年 9 月 1 日
ABILIFY MAINTENA	阿立哌唑	大冢	1 月	精神分裂	2013 年 2 月 18 日
ZYPREXA RELPREVV	双羟萘酸奥氮平	礼来	2 周、1 月	精神分裂	2009 年 12 月 11 日
APRETUDE	卡博特韦	ViiV Healthcare	2 月	AIDS	2021 年 12 月 20 日
CABENUVA	卡博特韦 / 利匹韦林	ViiV Healthcare	1 月	AIDS	2021 年 1 月 21 日
SUNLENCA	来那卡帕韦	吉利德	6 月	AIDS	2022 年 12 月 22 日
ANJESO	美洛昔康	BAUDAX BIO INC	1 日	疼痛	2020 年 2 月 20 日
RYANODEX	丹曲林钠	EAGLE PHARMA INC		恶性高热	2014 年 7 月 22 日

国内上市的注射长效缓释纳米晶进口产品包括棕榈酸帕利派酮注射液（1M）、棕榈酸帕利派酮注射液（3M）、注射用阿立哌唑纳米混悬液，以及齐鲁制药有限公司（下称"齐鲁制药"）的国内首仿药棕榈酸帕利派酮注射液（1M）。

1.2 口服纳米晶药物的专利分析

1.2.1 口服纳米晶药物的专利申请趋势

通过 INCOPAT 检索发现，截至 2024 年 04 月 25 日，近 20 年来涉及口服纳米晶药物的全球和中国的专利申请量如图 1-11 所示。从图中可以看出中国和全球在该领域专利申请量基本保持一致，历年专利申请量基本以平稳的趋势上升，说明该领域发展前景较好。2022—2024 年下降的原因是 2022—2024 年申请的专利并未完全公开。

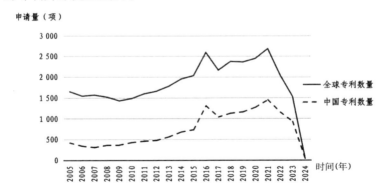

图 1-11 近 20 年（2005—2024）口服纳米晶药物全球和中国专利申请趋势

纳米晶体技术最早由爱尔兰 Elan 公司开发，该公司于 1991 年首次提出了纳米晶体的概念，早期的技术主要是将纳米晶制备成口服片或口服胶囊使用。

1.2.2　口服纳米晶药物的申请人地域分布

图 1-12 反映了口服纳米晶药物的专利申请人地域分布情况。在全球范围内，申请量排名前三的国家为中国、美国和日本；美国和中国的申请量接近全球申请量的半数，领先优势明显。进一步分析在华申请的申请人国别，参见图 1-13，中国申请人的申请量远大于其他国家申请人的申请量的总和，可见，我国口服纳米晶药物专利申请总量的提高基本上是由国内申请人主导，反映了国内申请人对该领域的关注度逐渐增加，对国内市场前景持乐观态度。可以预期的是，在未来的口服纳米晶药物领域，中国的创新主体将贡献出更大的力量。美国作为全球申请量较多的国家，在我国也进行了相当数量的专利布局，同时制药领域较为领先的日本、德国、瑞士等国也在我国提出了较多的专利申请，体现出中国作为口服纳米晶药物目标市场的重要性。

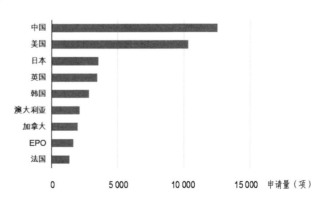

图 1-12　口服纳米晶药物全球申请人地域分布

EPO：欧洲专利局。

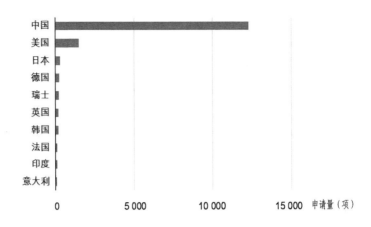

图 1-13　口服纳米晶药物中国专利申请的申请人地域分布

1.2.3　口服上市纳米晶原研药物的核心专利分析

维拉帕米（Verapamil，VERELAN PM）的核心专利为 US4863742A，其授权同族包括 EP0250267B1、AU599385B2、JP2637981B2、IE58401B1 等。该专利公开了一种用于口服给药的含有维拉帕米的受控吸收微丸制剂，其包含含有维拉帕米或其药学上可接受的盐、有机酸和聚合物材料的粉末混合物的芯；所述有机酸选自己二酸、抗坏血酸、柠檬酸、富马酸、苹果酸、琥珀酸和酒石酸或其混合物；所述聚合物材料含有主要比例的药学上可接受的水溶性聚合物和次要比例的药学上可接受的水不溶性聚合物；所述芯包含一个叠置在另一个上的所述粉末混合物和所述聚合物材料的层，并且所述聚合物材料以有效确保所有所述粉末混合物被包衣到所述芯中的量存在，以及围绕所述芯的多层膜，其含有主要比例的药学上可接受的成膜水不溶性聚合物和次要比例的药学上可接受的成膜水溶性聚合物；芯中所述维拉帕米与所述有机酸的比例、所述膜中的层数和所述水溶性聚合物与所述水不溶性聚合物的比例有效地允许所述维拉帕米以允许其在口服给药后 24 小时内受控吸收的速率从所述小丸中释放，所述速率在体内测量并且具有 6 ~ 16 小时的 T_{max}。所述含维拉帕米的药物制剂允许在体内实现维拉帕米的受控吸收，给药频率为每日一次，药物高度吸收，并且在不同受试者之间吸收稳定。

雷帕霉素（Sirolimus，RAPAMUNE）的核心专利为 US5989591A，该专利公开了雷帕霉素口服剂量片剂，包含核芯和糖外包衣，所述糖外包衣包含：① 0.05 ~ 20 mg 的雷帕霉素；② 0.008 ~ 10 mg 的泊洛沙姆 188；③蔗糖，其量占所述糖外包衣的至多 40 ~ 99 质量 %。制备雷帕霉素口服剂量片剂的方法包括通过采用以下步骤制备糖包衣：①制备在一种或多种表面改性剂中的雷帕霉素分散体，其中至少一种表面改性剂是泊洛沙姆 188，其中雷帕霉素与泊洛沙姆 188 的质量比为 2：1 至 6：1；②向分散体中加入两种或多种黏合剂，其中至少两种黏合剂是聚维酮和微晶纤维素；③向所述分散体中加入一种或多种糖并搅拌直至溶解，其中至少所述糖中的一种是蔗糖，其量为所述干燥外包衣的 35 ~ 99 质量 %；④向混合物中加入水，搅拌直至溶解，将外包衣喷雾到核芯上，干燥直至所需量的雷帕霉素喷雾到核芯上。雷帕霉素分散体通常具有小于约[①]400 nm 的有效平均粒度。雷帕霉素与普朗尼克 F68（泊洛沙姆 188）的质量比例通常为 6：1 至 2：1，优选 2：1。当二者质量比例为 2：1 时，制备的分散体浓度通常为 150 mg/ml，并用于制备 0.05 ~ 20 mg 雷帕霉素口服固体剂量片剂。对于较高强度的片剂（即 15 ~ 20 mg 雷帕霉素），可能需要增加分散体的浓度，

---

① 此为专利文件特定描述，在专利文件尤其是国外的专利文件中，申请人一般会在数值前加上"约"，相当于给出一个误差范围，在专利正文部分再解释范围值。

例如高达 300 mg/ml。该制剂在食蟹猴中具有较好的血浆浓度，可用于口服给药以诱导免疫抑制和用于治疗移植排斥、宿主抗移植物疾病、自身免疫疾病、炎症疾病、实体瘤、真菌感染、成人 T 细胞白血病、淋巴瘤和过度增殖性血管病症。

雷帕霉素的核心专利还包括 US5536729A，授权同族包括 CA2133177C、JP3807753B2、KR100452004B1 等。该专利公开了组合物，其中 100 ml 组合物包含 0.01 ～ 5.0 g 的雷帕霉素以及溶剂体系，溶剂体系包含 0.05% ～ 10% 体积的表面活性剂以及 75% ～ 99.95% 体积的磷脂溶液，其中磷脂的比重为 40% ～ 75% 质量比。该组合物包含在药学上可接受的淀粉胶囊内或明胶胶囊内。其中雷帕霉素也可以通过使用研磨机或研钵和研杵粉碎，并通过 80 目筛网。该制剂可用于口服给药以诱导免疫抑制和用于治疗移植排斥、宿主抗移植物疾病、自身免疫疾病、炎症疾病、实体瘤、真菌感染、成人 T 细胞白血病、淋巴瘤和过度增殖性血管病症。

盐酸右哌甲酯（Dexmethylphenidate hydrochloride，FOCALIN XR）和盐酸哌甲酯（Methylphenidate hydrochloride、SANDOZ INC）的核心专利为 US6635284B2，授权同族包括 US7431944B2、EP1001772B1、CA2240329C、AU738744B2、JP5412700B2 等。该专利公开了以下内容：一种用于口服施用哌甲酯药物的剂型，其包含两组颗粒，每组颗粒含有所述药物。其中：所述第一组颗粒在被哺乳动物摄取后提供基本上立即剂量的所述药物；所述第二组颗粒包含包衣颗粒，所述包衣颗粒包含约 2 质量 % 至约 75 质量 % 的与一种或多种黏合剂混合的所述药物，所述包衣包含药学上可接受的甲基丙烯酰铵，其量足以提供在所述摄入后延迟 2 ～ 7 小时的所述药物剂量。所述第一组颗粒包含粉末形式的哌甲酯的药学上可接受的盐；所述第二组颗粒包含包衣颗粒，所述包衣颗粒包含哌甲酯的药学上可接受的盐；所述哌甲酯的药学上可接受的盐包含 dl- 苏式哌甲酯盐酸盐；所述哌甲酯是 d- 苏式哌甲酯盐酸盐。剂型可包含含有第一和（或）第二组颗粒的胶囊。实施例 1 记载了含有 d- 苏式哌甲酯盐酸盐的分层微丸的制备。首先，制备 d-MPD 盐酸盐的溶液，向 300 g 去离子水中加入 100 g d-MPD 盐酸盐，然后使用搅拌桨温和搅拌混合 5 分钟。加入 10%（质量）的羟丙基甲基纤维素（HPMC E-6，购自 Dow Chemicals，Midland，Mich；250 g）溶液，然后使用乳化头均质 5 分钟。在加入另外 150 g 去离子水后，将溶液超声处理 15 分钟，此时溶液澄清。将 300 g 去离子水和 300 g 10%（wt）HPMC E-6 溶液混合搅拌 5 分钟来制备第二溶液。在流化床装置中，使用 Wurster 头将第一溶液喷雾到 25/30 目 non-pareil 种子上，然后喷涂第二溶液以形成密封剂。对于两种溶液，喷雾速率为 8 ～ 9 g/min，入口温度为 50 ～ 55℃，将 non-pareil 种子保持在 35 ～ 40℃，空气体积为 6 ～ 7 m/s。实施例 2 记载了含有 d-MPD 盐酸盐的包衣微丸的制备，将 844 g Eudragit®RS30D（EA：MMA：TAMCl 按 1：2：0.1）的悬浮液通过 60 目筛网筛分，然后搅拌 15 分钟。类似地筛选并搅拌 44 g Eudragit®RL30D（EA：MMA：TAMCl 按 1：2：0.2）的悬浮液。将两种悬浮液合并搅拌 15 分钟，形成合并的悬浮液；加入柠檬酸三乙酯 54 g，然后再搅拌 15 分钟；加入去离子水 664 g，然后搅拌 15 分钟；加入滑石粉 108 g，继续搅拌 15 分钟，使用如实施例 1 中所用的流化床装置，将所得合并的悬浮液喷雾到根据实施例 1 制备的层状粒料上。喷雾速率为 9 ～ 10 g/min，入口温度为 40 ～ 45℃，空气体积为 5 ～ 6 m/s，喷雾过程中 non-pareils 维持在 30 ～ 35℃，将总共 960 g 的悬浮液喷涂到粒料上，由于施加的包衣而导致 30% 的质量增加。特别是当哌甲酯用于治疗某些中枢神经系统病症时，含有立即释放和延迟第二剂量的剂型的施用，提供了降低滥用的可能性、改善的施用便利性和更好的患者依从性。

盐酸右哌甲酯（Dexmethylphenidate hydrochloride，FOCALIN XR）和盐酸哌甲酯（Methylphenidate hydrochloride，SANDOZ INC）的核心专利还包括 US6730325B2，授权同族包括 US6228398B1、US6902742B2、US6793936B2、US8119163B2、EP1126826B1、CA2348871C、AU770645B2、JP4613275B2、JP5463223B2 等。该专利公开了一种固体口服剂型，包含一种多颗粒改进释放组合物，所述组合物含有至少一种活性成分并且具有第一组分和至少一种后续组分，所述第一组分包含含活性成分的颗粒的第一群体，每个后续组分包含含活性成分的颗粒的后续群体，所述第一组分和后续组分中包含的活性成分相同或不同；其中所述至少一个后续群体的含有活性成分的颗粒还包含改进释放包衣，或者可选的或另外改进释放基质材料，使得所述组合物在口服递送至受试者后以脉冲方式递送所述一种或多种活性成分。其中所述第一组分包含立即释放组分，并且所述后续组分是改进释放组分。所述改进释放组分包含具有改进释放包衣的颗粒。其中所述活性成分是哌甲酯或其药学上可接受的盐、对映异构体或其混合物，包括填充到硬明胶或软明胶胶囊中的第一和随后的含活性成分的颗粒的共混物。实施例 1 中立即释放组分的制备过程包括：制备盐酸哌甲酯溶液（50∶50 外消旋混合物），其配料为盐酸哌甲酯 13.0%（w/w）、PEG6 000 0.5%（w/w）、聚维酮 3.5%（w/w）、纯水 83.5%（w/w）或盐酸哌甲酯 13.0%（w/w）、PEG6 000 0.5%（w/w）、纯水 86.5%（w/w）。然后使用流化床包衣装置将哌甲酯溶液包衣到 nonpareil 种子上至约 16.9% 固体质量增加的水平，以形成中间体释放组分的立即释放颗粒。该发明的优点包括降低常规多次立即释放给药方案所需的给药频率，这种降低的给药频率对于儿童是特别有利的，其消除了儿童在学校中午期间给药的需要。在患者顺应性方面，低频率施用的制剂也是有利的。该发明可能不需要像以前那样频繁地给药，这样一来，医护人员在给病人给药上花的时间就会减少，从而可以降低医疗保健方面的成本。在哌甲酯和其他受控物质的情况下，使用每天一次制剂（代替多次立即释放剂量）减少或消除了在学校或其他机构储存所需药物的需要。

硫酸吗啡（Morphine sulfate, AVINZA）的核心专利为 US6066339A，授权同族为 EP1023051B1、CA2306333C、JP4535613B2 等。该专利公开了一种每日一次给予患者的口服吗啡多颗粒制剂，其包含缓释颗粒，每个缓释颗粒具有含有水溶性吗啡和渗透剂的芯，所述芯用速率控制聚合物包衣，所述速率控制聚合物包衣由甲基丙烯酰胺共聚物组成，所述甲基丙烯酰胺共聚物的量足以在至少 24 小时内达到吗啡的治疗有效血浆水平，其中所述渗透剂是有机酸；其中所述持续释放颗粒的一部分或全部还包含施加到所述速率控制聚合物包衣上的立即释放包衣，所述立即释放包衣包含水溶性吗啡；制剂被包封在硬或软明胶胶囊中。该发明制剂至少在 24 小时内达到吗啡治疗有效血浆水平，同时具有基本平坦的血浆曲线。因此，根据该发明的制剂在给药期间表现出吗啡血浆水平的最小波动，其应用于最小化吗啡相关副作用的发生，从而确保能够获得比现有技术中所述缓释制剂更有效的吗啡治疗。

盐酸替扎尼定（Tizanidine hydrochloride，ZANAFLEX）的核心专利为 US6455557B1。该专利公开了嗜睡是替扎尼定疗法经常发生的潜在危险副作用，因此，提供了一种降低接受替扎尼定疗法患者嗜睡的方法，包括向所述患者施用治疗有效量的立即释放多颗粒药物组合物中的替扎尼定与食物，其中所述组合物与食物的施用在施用后约早于 4 小时产生峰值血浆替扎尼定浓度；其中向所述患者施用药物发生在进食前 30 分钟至进食后

2 小时之间；其中所述立即释放多颗粒制剂包含珠粒上的多颗粒形式的替扎尼定。制备盐酸替扎尼定施用溶液，将黏合剂（即羟丙基甲基纤维素 3cps）4.96%（w/w）与纯水 89.79%（w/w）混合至少 30 分钟或直至完全溶解，然后加入活性物质盐酸替扎尼定 3.59%（w/w）并再混合 15 分钟以形成溶液，最后加入抗黏附剂（即二氧化硅）1.65%（w/w），再混合 15 分钟。然后使用 Glatt GPCG 30（Glatt，Protech Ltd.，Leicester，UK）流化床包衣装置将盐酸替扎尼定施用溶液包衣到 non-pareil 种子上，达到约 9.5% 固体增重的水平，以形成所述的立即释放多颗粒。为了制备盐酸替扎尼定立即释放胶囊，将所需量的立即释放多颗粒填充到硬明胶胶囊中，3 号胶囊用于 2 mg 或 4 mg 强度，2 号胶囊用于 6 mg 强度，通过以不同的最终填充质量包封多颗粒来实现不同的胶囊强度。令人惊奇的是，与在没有食物的情况下给药的片剂相比，在进食时或进食前后给药替扎尼定的立即释放多颗粒药物组合物在接受替扎尼定治疗的患者中引起最小的总体嗜睡。与市售片剂制剂相比，将替扎尼定重新配制成多颗粒胶囊导致食物对 C_{max} 和 AUC 的影响降低，食物引起替扎尼定的 C_{max} 和 AUC 增加的影响被新胶囊制剂减弱。与片剂相比，当与食物一起施用时，胶囊制剂还会导致吸收延迟更大。在进食和禁食条件下施用替扎尼定片剂和胶囊似乎是安全的，并且参与该研究的健康男性和女性受试者通常耐受良好。

　　阿瑞匹坦（Aprepitant，EMEND）的核心专利为 US8258132B2，授权同族包括 EP1455756B1、EP1455756B2、CA2469315C、AU2002360824B2、JP4532114B2、EA007332B1、BRPI0214786B1 等。该专利其公开了一种纳米颗粒组合物，其包含阿瑞匹坦或其药学上可接受的盐，所述化合物在其表面上吸附有足以维持小于约 1 000 nm 的有效平均粒度的量的至少一种表面稳定剂；所述表面稳定剂选自羟丙基纤维素、羟丙基甲基纤维素、超低黏度羟丙基纤维素、低黏度羟丙基纤维素、聚乙烯吡咯烷酮、环氧乙烷和环氧丙烷的嵌段共聚物、二辛基磺基琥珀酸钠和月桂基硫酸钠。制备纳米颗粒组合物的方法包括以下步骤：①将化合物阿瑞匹坦分散在液体分散介质中；②在平均粒度小于约 3 mm 的刚性研磨介质和表面稳定剂的存在下湿法研磨化合物，以将活性成分的粒度减小至小于约 1 000 nm（优选小于约 400 nm，更优选小于约 250 nm）的有效平均粒度；③从研磨介质中分离所得纳米颗粒组合物。用于减小活性成分的粒度的机械装置可以是分散研磨机，合适的分散磨机包括但不限于球磨机、磨碎机、振动磨机和介质磨机，如砂磨机或珠磨机，介质研磨机是优选的，因为提供所需的粒度减小所需的研磨时间相对较短。对于介质研磨，预混物的表观黏度优选为 100～1 000 厘泊；对于球磨，预混物的表观黏度优选为 1～100 厘泊，这样的范围倾向于在有效的颗粒碎裂和介质侵蚀之间提供最佳平衡。用于粒度减小步骤的研磨介质可以选自刚性介质，其优选为球形或颗粒形式，并且其平均尺寸小于约 3 mm，更优选小于约 1 mm。这样的介质可以以更短的加工时间提供该发明的所需药物颗粒，并赋予研磨设备更少的磨损。研磨介质材料的选择不是关键的。已经发现氧化锆，例如用钇稳定的 95%ZrO 和用氧化镁稳定的 95%ZrO、硅酸锆和玻璃研磨介质提供具有用于制备药物组合物的可接受的最小污染水平的颗粒，也可以使用其他介质，例如不锈钢、二氧化钛和氧化铝。优选的研磨介质的密度大于约 3 g/cm^3。研磨介质可以包含颗粒，优选球形形状，例如珠粒，其基本上由聚合物树脂组成，或者，研磨介质可包含具有核心的颗粒，该核心包含黏附其上的聚合物树脂涂层。介质的尺寸可以为 0.1～3 mm。对于精细研磨，颗粒的尺寸优选为 0.2～2 mm，更优选为 0.25～1 mm。所得纳米颗粒分散体可用于固体或液体剂量制剂，如控释剂量制剂、固体剂量快速熔融制剂、气溶胶制剂、片剂、胶囊等。该发明的制剂可以以含有常规无毒药学上可接受的载体、佐剂和媒介物的剂量单位制剂口服、局部、肠胃外、通过吸入喷雾或直肠施用。阿瑞匹坦的核心专利还包括化合物专利如 US6235735B1、US6048859A、US5719147A 以及化合物的多晶形式 US6096742A（US6229010B1、US6432953B2、US6583142B2 等）。

非诺贝特（Fenofibrate, TRICOR）的核心专利包括 US7276249B2，授权同族包括 US7320802B2、US7927627B2、US7931917B2 等。非诺贝特在水中是不溶的，因此生物利用度非常低，非诺贝特制剂基于患者的进食或禁食状态不同表现出显著不同的效果，并且现有非诺贝特制剂需要相对大的剂量来实现所需的治疗效果。为克服以上缺陷，提出了该申请，涉及一种稳定的非诺贝特组合物，其包含：①非诺贝特或其盐的颗粒，其中所述非诺贝特颗粒具有小于约 2 000 nm 的有效平均粒度；②与其表面缔合的至少一种表面稳定剂，其中所述表面稳定剂不是 PEG 衍生的维生素 E。所述非诺贝特颗粒的有效平均粒度选自由以下组成的组：小于约 1 900 nm、小于约 1 800 nm、小于约 1 700 nm、小于约 1 600 nm、小于约 1 500 nm、小于约 1 400 nm、小于约 1 300 nm、小于约 1 200 nm、小于约 1 100 nm、小于约 1 000 nm、小于约 900 nm、小于约 800 nm、小于约 700 nm、小于约 600 nm、小于约 500 nm、小于约 400 nm、小于约 300 nm、小于约 250 nm、小于约 200 nm、小于约 100 nm、小于约 75 nm 和小于约 50 nm。其被配制成选自以下剂型：液体分散体、口服悬浮液、凝胶、气溶胶、软膏、乳膏、控释制剂、速溶制剂、冻干制剂、片剂、胶囊、延迟释放制剂、延长释放制剂、脉冲释放制剂以及混合的立即释放和控释制剂。制备非诺组合物的方法，包括使非诺或其盐的颗粒与至少一种表面稳定剂在足以提供有效平均粒度小于约 2 000 nm 的贝特组合物的时间和条件下接触，其中所述表面稳定剂不是 PEG 衍生的维生素 E，所述贝特是非诺贝特或其盐，所述接触包括研磨或均质化，所述研磨包括湿式研磨。或所述制备方法中接触包括：①将贝特或其盐的颗粒溶解在溶剂中；②将所得贝特溶液加入到包含至少一种表面稳定剂的溶液中；③通过向其中加入非溶剂，沉淀其表面上吸附有至少一种表面稳定剂的增溶的贝特。与常规非纳米制剂相比，该申请非诺贝特组合物具有更小的片剂或其他固体剂型尺寸，获得相同药理作用所需的药物剂量较小，具有较高的生物利用度，当在进食状态与禁食状态下给药时，纳米微粒非诺贝特组合物的药代动力学曲线基本相似，纳米微粒非诺贝特组合物的溶解速率提高，具有较好的生物黏附性。

非诺贝特的核心专利还包括 US6277405B1，授权同族包括US7037529B2、US6596317B2、US6589552B2、US6652881B2、US7041319B2、US8343540B2、US8329214B2、EP0952829B1、EP1273293B1、EP1273294B1、EP1275387B1、EP2050445B1、EP2050445B2、AU731964B2、JP4219988B2、JP4365343B2、JP4943975B2、FR2758459B1 等。该专利公开了一种速释非诺贝特立即释放组合物，其包含：①惰性亲水性载体，所述惰性水溶性载体覆盖有至少一层含有微粉化的尺寸小于 20 μm 的非诺贝特、亲水性聚合物和表面活性剂；②任选一个或若干个外相或层，其中，基于①的质量，所述惰性亲水性载体占 20～50 质量%，所述非诺贝特占 20～45 质量%，所述亲水性聚合物占 20～45 质量%，所述表面活性剂占 0.1～3 质量%。根据欧洲药典使用旋转叶片法在 75 rpm 下测量，其中所述组合物在由水与 2 质量% 聚山梨醇酯 80 或 0.025 M 十二烷基硫酸钠构成的溶出介质中具有在 5 分钟内至少 10%、在 10 分钟内 20%、在 20 分钟内 50% 和在 30 分钟内 75% 的溶出度。实施例 1 公开了非诺贝特药物组合物的制备，将月桂基硫酸钠（7 g）溶解在水（软化水，1 750 g）中，并将微粉化非诺贝特（350 g）悬浮在所得混合物中（例如使用螺旋搅拌器以 300 rpm 搅拌 10 分钟，然后使用 Ultra Turrax 搅拌器以 10 000 rpm 搅拌 10 分钟）。此后，在搅拌的同时加入 PVP（350 g），继续搅拌（螺旋搅拌器）直到后者溶解（30 分钟）。将其全部通过筛网（350 μm）以消除可能的附聚物。将乳糖（400 g）在流化床造粒机中置于悬浮液中，并加热至 40 ℃，将非诺贝特悬浮液喷雾到乳糖上，可以将由此获得的颗粒放入胶囊内或转化成片剂。该专利通过改善溶出度而使药物具有较高的生物利用度。

醋酸甲地孕酮（Megestrol acetate，MEGACE ES）的核心专利为 US7101576B2，授权同族包括 JP4838514B2、EP1494649B1、JP4865990B2、US9040088B2、US9101540B2、US9101549B2、US9107827B2 等。该专利公开了甲地孕酮纳米颗粒组合物，包含：①甲地孕酮、醋酸甲地孕酮或其盐的颗粒；②与其表面缔合的至少一种表面稳定剂，其中甲地孕酮颗粒具有小于约 2 000 nm 的有效平均粒度。所述纳米微粒甲地孕酮颗粒的有效平均粒度选自由以下组成的组：小于约 1 900 nm、小于约 1 800 nm、小于约 1 700 nm、小于约 1 600 nm、小于约 1 500 nm、小于约 1 400 nm、小于约 1 300 nm、小于约 1 200 nm、小于约 1 100 nm、小于约 1 000 nm、小于约 900 nm、小于约 800 nm、小于约 700 nm、小于约 600 nm、小于约 500 nm、小于约 400 nm、小于约 300 nm、小于约 250 nm、小于约 200 nm、小于约 100 nm、小于约 75 nm 和小于约 50 nm。组合物被配制成选自由以下组成的组的剂型：液体分散体、凝胶、气溶胶、软膏、乳膏、控释制剂、速溶制剂、冻干制剂、片剂、胶囊、延迟释放制剂、延长释放制剂、脉冲释放制剂以及混合的立即释放和控释制剂。组合物包含至少两种表面稳定剂，所述至少两种表面稳定剂包括主要表面稳定剂和次要表面稳定剂。其中至少一种表面稳定剂选自羟丙基甲基纤维素、羟丙基纤维素、聚乙烯吡咯烷酮以及乙酸乙烯酯和乙烯基吡咯烷酮的无规共聚物或选自由月桂基硫酸钠和二辛基磺基琥珀酸钠组成的组。制备毫微粒甲地孕酮组合物的方法，包括在足以提供有效平均粒径小于约 2 000 nm 的毫微粒甲地孕酮组合物的时间和条件下，使甲地孕酮颗粒与至少一种表面稳定剂接触。其中所述接触包括研磨或均质化，所述研磨包括湿式研磨；或其中所述接触包括：①将甲地孕酮颗粒溶解在溶剂中；②将所得甲地孕酮溶液加入到包含至少一种表面稳定剂的溶液中；③向其中添加非溶剂沉淀溶解的具有与其表面缔合的至少一种表面稳定剂的甲地孕酮。还公开了该纳米微粒甲地孕酮制剂治疗有需要的受试者的方法，所述待治疗的病症选自由以下组成的组：肿瘤、乳腺癌、子宫内膜癌、子宫癌、宫颈癌、前列腺癌、肾癌、绝经后妇女的激素替代疗法、子宫内膜异位症、多毛症、痛经、子宫出血、HIV 消耗、癌症消耗、恶病质、厌食症、去势和口服避孕。该专利中的实施例 1 描述了醋酸甲地孕酮的纳米颗粒分散体的制备，使用 NanoMill® (Elan Drug Delivery, Inc.) 和 Dyno® 研磨机 (Willy Bachofen AG)，在高能研磨条件下研磨制剂 1、2、3、4 和 5，制剂 1–5 的配方如表 1–4 所示。

表 1–4　制剂 1–5 的配方

制剂	甲地孕酮的质量比	主要表面稳定剂的质量比	第二表面稳定剂的质量比	平均粒径（nm）	D90（nm）
1	5%	1%HPC–SL	0.05%DOSS	167	224
2	5%	1%HPMC	0.05%DOSS	156	215

续表

制剂	甲地孕酮的质量比	主要表面稳定剂的质量比	第二表面稳定剂的质量比	平均粒径（nm）	D90（nm）
3	5%	1%PVP	0.05%DOSS	167	226
4	5%	1%Plasdone®S630	0.05%DOSS	164	222
5	5%	1%HPMC	0.05%DOSS	148	208

其中，Plasdone®S630 为乙酸乙烯酯和乙烯基吡咯烷酮的无规共聚物；DOSS 为二辛基磺基琥珀酸钠；HPMC 是羟丙基甲基纤维素；PVP 是聚乙烯吡咯烷酮。

该发明中纳米微粒甲地孕酮组合物的优点包括但不限于：①液体纳米微粒甲地孕酮剂型是低黏度的；②对于具有低黏度的液体纳米微粒甲地孕酮组合物更容易消耗和消化，具有更好的顺应性；③对于具有低黏度的液体纳米微粒甲地孕酮组合物因为可以使用杯子或注射器，因此易于分配；④起效更快；⑤与甲地孕酮的常规微晶形式相比，获得相同的药理学作用只需要更小剂量的甲地孕酮；⑥与甲地孕酮的常规微晶形式相比具有较高的生物利用度；⑦当在进食状态与禁食状态下施用时，纳米微粒甲地孕酮组合物的药代动力学曲线基本上相似；⑧当在进食状态与禁食状态下施用时，纳米微粒甲地孕酮组合物具有生物等效性；⑨组合物中存在的毫微粒甲地孕酮颗粒在给药后再分散；⑩甲地孕酮组合物中纳米微粒的生物黏附性；⑪改善的药代动力学特征，例如更快的甲地孕酮吸收、更大的甲地孕酮吸收和施用后更长时间的甲地孕酮在血液中的剂量保留；⑫纳米微粒甲地孕酮组合物可以与其他活性剂结合使用；⑬与常规微晶形式的甲地孕酮相比，纳米微粒甲地孕酮组合物表现出增加的溶解速率；⑭改善的口服、静脉内、皮下或肌内注射的性能特征，例如较高的剂量负荷和较小的片剂或液体剂量体积；⑮ 纳米微粒甲地孕酮组合物适合于肠胃外给药；⑯ 纳米微粒甲地孕酮组合物可以无菌过滤；⑰ 纳米微粒甲地孕酮组合物不需要有机溶剂或极端 pH 值。

非诺贝特的核心专利包括 US6696084B2，授权同族包括 EP1322289B1、CA2423335C、AU2001262945B2、US6534088B2、CN1273112C 等。该专利公开了一种制备含有非诺贝特和磷脂表面稳定物质的小颗粒或微粒的方法，包括以下步骤：① 在不存在有机溶剂的情况下和任选地在一种或多于一种表面活性物质的存在下，在处于或高于药物熔点的第一温度范围内，在高剪切力下将非诺贝特和磷脂物质的混合物在水性载体中混合，以形成含有药物的加热悬浮液；② 在第一压力范围和所述第一温度范围内均质化所述加热的悬浮液以形成含有药物的加热的匀浆；③ 喷雾干燥所述加热的匀浆以形成含有所述药物的干燥小颗粒，其中在步骤①或步骤②中的任一个的任何阶段添加一种或多种填充剂，并且其中至少一种表面活性剂是磷脂；所述磷脂选自 Lipoid E80、Lipoid EPC、Lipoid SPC、DMPG、Phospholipon 100H、Lipoid SPC-3 及其混合物；所述水性载体选自水、无菌水、注射用水和 pH 值为 4 ～ 10 的磷酸盐缓冲水。含有药物加热悬浮液的均质化可以在适合于该方法的设备中进行，有用的设备包括可商购获得的高压均化设备，例如 APV Gaulin M15、Avestin Emulsiflex C5、Avestin Emulsiflex C50、MFIC 微流化器 M110EH，以及其他可商购获得的微流化器。该组合物用于治疗哺乳动物血脂异常，其中血脂异常包括高胆固醇血症、高脂血症、高甘油三酯血症或其组合。该制剂具有以下优点：当口服给药时，无论是在进食还是空腹时服用非诺贝特的这种制剂，活性物质非诺贝特的生物利用度波动都会减少。

萘普生钠（Naproxen sodium，NAPRELAN）的核心专利为 US5637320A，授权同族包括 AU639519B2、EP0438249B1、IE66933B1、JP3157182B2 等。该专利公开了一种用于每天一次口服给药的萘普生制剂，其包含多颗粒丸粒形式的萘普生，每个丸粒具有萘普生或其药学上可接受的盐与有机酸的核心，所述萘普生或其药学上可接受的盐和有机酸以 20：1 至 1：1 的比例存在，以及围绕所述核心并含有药学上可接受的成膜水不溶性聚合物和任选的药学上可接受的成膜水溶性聚合物的多层膜，并且当根据《美国药典》X XI 版在 pH 值 7.2 的磷酸盐缓冲液中以 75 rpm 在 1 型溶出篮装置中体外测量时，具有以下溶出速率：①在所述装置中测量 1 小时后，释放 0 ～ 50% 的总萘普生；②在所述装置中测量 2 小时后，释放 20% ～ 70% 的总萘普生；③在所述装置中总共测量 4 小时后，释放不小于 50% 的总萘普生。

美他沙酮（Metaxalone）的核心专利为 US7714006B1，其公开了一种在接受美他沙酮治疗的患者中降低患者年龄对美他沙酮口服生物利用度影响的方法，所述方法包括在所述治疗过程中向所述患者施用治疗有效量的在药物组合物中的美他沙酮与食物；其中所述治疗有效量为 200 ～ 900 mg；所述药物组合物包含片剂。当美他沙酮这种药物和食物一起服用时，病人的年龄对药物的生物利用度的影响会比不和食物一起服用时要小。

可见，口服上市纳米晶药物原研药的核心专利包括将药物制备成纳米晶后与辅料一起制备成口服片剂或胶囊，以实现获得相同药理作用时减少给药剂量，提高药物溶解速率以及生物利用度，提高生物黏附性，降低食物对药效的影响等。

1.3 注射长效缓释纳米晶药物的专利分析

近年来，长效纳米晶混悬型注射液（long-acting injection of nanocrystal suspensions，LAI-NS）因具有载药量高、剂量小和无溶剂残留风险等优势，多用于难溶性药物的制剂开发，已成为研究热点之一。LAI-NS 在慢性病治疗方面具有优势，近年来在抗精神病药物中已得到了广泛应用，已上市产品包括帕利哌酮棕榈酸酯混悬型缓释注射液（商品名 INVEGA SUSTENNA、INVEGA TRINZA、INVEGA HAFYERA）、双羟萘酸奥氮平注射用缓释悬浮液（商品名 ZYPREXA RELPREVV）、阿立哌唑长效注射液（商品名 ABILIFY MAINTENA）以及阿立哌唑月桂酸酯混悬型缓释注射液（商品名 ARISTADA、ARISTADA INITIO KIT），这些药物均采用肌内注射方式给药，最长的给药间隔可达 6 个月，可实现持续有效的治疗，为精神病患者提供了新的治疗选择，如图 1-14 所示。此外，LAI-NS 在抗艾滋病病毒（HIV）药物中也有成功应用，已上市产品包括卡博特韦注射用缓释悬浮液（商品名 APRETUD）、卡博特韦/利匹韦林注射用缓释悬浮液（商品名 CABENUVA）以及来那卡帕韦注射用缓释悬浮液（商品名 SUNLENCA）。最新发表的一篇论文报道，通过前药设计结合纳米混悬型注射液给药的方法可实现卡博特韦长达 1 年的抗 HIV 治疗效果。可见，长效纳米晶混悬型注射液（LAI-NS）凭借其在慢性疾病（如精神疾病、艾滋病病毒感染）治疗方面的优势而成为研究热点[①]。

---

① 丁静雯，王君吉，何军. 影响注射用长效纳米晶混悬型注射液体内外释药因素的概述 [J]. 中国医药工业杂志，51（12）：1517-1528.

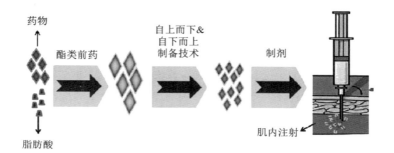

图 1-14 长效纳米晶混悬型注射液一般研究过程

1.3.1 注射长效缓释纳米晶药物的专利申请趋势

通过 INCOPAT 检索发现，截至 2024 年 4 月 25 日，涉及注射长效缓释纳米晶药物的全球专利申请总共有 4 968 件，通过简单合并同族后，共有 2 207 个专利族。全球和中国近 20 年来的专利申请量如图 1-15 所示。从图中可以看出中国和全球在该领域专利申请量变化趋势基本一致，历年专利申请量以基本平稳的趋势上升，说明该领域发展前景较好。2022—2024 年下降的原因是 2022—2024 年申请的专利并未完全公开。

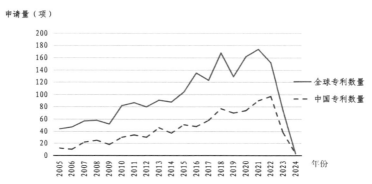

图 1-15 近 20 年来（2005—2024）注射长效缓释纳米晶药物全球和中
国专利申请趋势

纳米晶体技术最早由爱尔兰 ELAN 公司开发，ALKERMES 公司收购了 ELAN 公司的纳米晶体技术平台，并开始在注射剂上扩展，先后开发了帕利哌酮棕榈酸酯、阿立哌唑月桂酸酯等产品上市。美国强生公司（下称"强生"）因为与 ALKERMES 合作，也逐渐掌握了该项技术。除了帕利哌酮棕榈酸酯，早在 10 年前，强生就在开发利巴韦林的纳米晶制剂，但后来放弃了利巴韦林的单方纳米晶开发，转而与 GSK 合作，联合开发了卡博特韦 / 利匹韦林长效注射剂。

1.3.2　注射长效缓释纳米晶药物的重点申请人

注射长效缓释纳米晶药物专利申请量排名前五的申请人如图 1-16 所示，虽然排名第一的申请人是中国医学科学院药物研究所，但分析其专利申请可以发现，其仅有中国专利局（CN）同族，没有向国外进行布局。排名第二的强生公司，有 233 件专利申请，合并同族后有 47 个专利族，这些专利申请中仅有 1 件被驳回，22 件被授权，11 件处于实质审查过程中，且专利申请覆盖了美国、加拿大、欧洲、中国等国家或地区，布局地域较广。排名第三的 ALKERMES PHARMA（ALKERMES）共有 55 件专利申请，简单合并同族后有 29 个专利族，且其中 23 件授权，3 件处于实审过程中，专利申请地区覆盖了美国、加拿大、澳大利亚、欧洲等，同样布局地域较广。日本大冢制药株式会社（简称大冢制药，OTSUKA PHARMACEUTICAL CO LTD）有 44 件专利申请，19 个专利族，其中仅有 4 件驳回，12 件授权，3 件在审，专利申请地区覆盖了美国、加拿大、澳大利亚、欧洲等，布局地域也较宽。中国药科大学有 16 件专利申请，然而，仅有中国同族。可见，强生、ALKERMES 和大冢制药是注射长效缓释纳米晶药物领域的重点申请人。

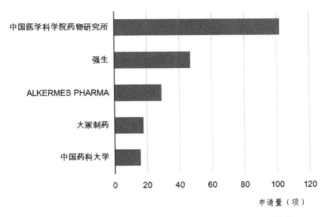

图 1-16　注射长效缓释纳米晶药物申请人数量排名

目前针对注射长效缓释纳米晶药物的开发，主要是采用先进的技术对产品进行升级处理，力求开发出治疗效果更为显著的产品，包括通过将药物合成酯，如月桂酸酯、棕榈酸酯等进一步延长药物的缓释性能，或者进一步研究药物晶型，或者通过加入稳定剂，实现纳米晶药物的更高环境响应程度。

1.3.3　注射长效缓释纳米晶上市药物的重点专利分析

1）阿立哌唑月桂酸酯

为了增加循环半衰期，在长效制剂中，通过使用长链脂肪酸（酯化）将母体药物合成为前药是一种被广泛接受的方式。由于其极低的水溶性，药物的脂肪酸酯在肌肉注射（IM）后在注射部位缓慢溶解。在体内水解酶的帮助下，前药被水解成母体药物并进入体循环。其他几个因素，如注射部位、注射量、注射部位药物贮库的扩散程度，也会影响药物的整体药代动力学特征。

月桂酸是用于制备前药的最常见的长链脂肪酸，许多药物均可制备成月桂酸酯，比如依匹哌唑月桂酸酯能够延长依匹哌唑半衰期，提高生物利用度，降低给药频率，提高顺应性（CN109988162A）。

精神分裂症治疗药物阿立哌唑月桂酸酯的长效注射剂疗效确切、安全性和耐受性良好，可以解决患者用药依从性的问题，降低复发率和患者入院率，为临床提供更多的治疗选择，具有良好的临床应用前景。

（1）阿立哌唑月桂酸酯注射长效缓释纳米晶药物的技术现状

阿立哌唑是一种脂溶性的二氢喹诺啉酮类抗精神病药物，对 D2 受体与 5- 羟色胺 1A（5-HT1A）受体部分激动，同时对 5-HT2A 完全拮抗。这一独特药理学特性使阿立哌唑能在多巴胺能神经传递水平降低时增强神经传递，而在亢进时降低神经传递功能，因此也被称为首个"多巴胺系统稳定剂"。阿立哌唑不仅能改善抑郁患者的负性认知、阴性症状，还可以改善阳性精神症状，临床上广泛用于精神分裂症、双相障碍、重度抑郁症、自闭症和儿童孤独症等的治疗。另外，与氟哌啶醇和氯氮平等第一代和第二代抗精神病药物相比，阿立哌唑的锥体外系反应和体质量增长等不良反应较轻，有较好的安全性和耐受性。

精神分裂症患者用药依存性差是一大难题，因此开发抗精神病药物的长效注射剂，对于维持长期治疗效果、减轻症状和预防复发，具有巨大的临床应用价值。已批准上市的阿立哌唑及其前药的长效注射剂的信息如表 1-5 所示。

阿立哌唑长效注射用干混悬剂是大冢制药于 2013 年经美国 FDA 批准上市的产品，商品名为 ABILIFY MAINTENA，活性成分为阿立哌唑一水合物，规格 400 mg 和 300 mg，可提供预填充双室注射器和试剂瓶 2 种包装，并提供 2 种尺寸的针头，根据患者的体型选择使用。临床应用中，推荐的起始和维持剂量为每月 400 mg，也可按实际需求给予 300 mg、200 mg 或 160 mg 的剂量。临床使用 ABILIFY MAINTENA 前，用无菌注射用水将冻干粉配制成均一的乳白色混悬液，经三角肌或臀部肌内注射，每 4 周注射 1 次用于治疗精神分裂症。

表 1-5　已批准上市的阿立哌唑及其前药的长效注射剂原研药信息

商品名	活性成分	剂型	规格（以阿立哌唑计）	给药频率	上市年份	公司	制剂技术
ABILIFY MAINTENA	阿立哌唑一水合物	干混悬剂	400 mg 和 300 mg	肌内注射，每 4 周给药 1 次	2013	大冢	特定晶，介质研磨
ARISTADA	月桂酰阿立哌唑	混悬剂	300 mg、450 mg、600 mg 和 724 mg	肌内注射，每月或每 6 周或每 2 月给药 1 次	2015	ALKERMES	专利前药技术，微晶技术
ARISTADA INITIO	月桂酰阿立哌唑	混悬剂	459 mg	肌内注射，单次给药，后续使用 ARISTADA	2018	ALKERMES	专利前药技术，纳晶技术

　　然而大冢公司的明星产品 ABILIFY MAINTENA 被 ALKERMES 通过改成前药（月桂酸酯）的方式绕过。2015 年，专注于开发中枢神经系统创新药物和创新疗法的爱尔兰制药公司 ALKERMES 研发的阿立哌唑长效混悬液 ARISTADA 获美国 FDA 批准上市，用于治疗精神分裂症。不同于 ABILIFY MAINTENA 以新剂型（Type3-New dosage form）分类申报新药，ARISTADA 是以新分子实体（Type1-New molecular entity）完成注册申报的，因其活性成分是阿立哌唑月桂酸酯，如图 1-17 所

示。阿立哌唑月桂酸酯是采用 ALKERMES 公司的专利前药技术 LinkeRx® 制备成的非酯类前药，肌内注射后，阿立哌唑月桂酸酯由酶水解转化成 N– 羟甲基阿立哌唑，而后再水解成原型药阿立哌唑。将利用 LinkeRx® 技术制备的阿立哌唑前药制成混悬剂，可以调节注射部位贮库中药物的吸收，降低药 – 时曲线的峰谷比，实现更长时间的药物缓释。研究表明，在药物混悬液中加入山梨醇单月桂酸钠和 Tween–20 后，可以提高混悬液的物理稳定性，并保证混悬液的再分散性，使最终产品可以直接以水混悬液的形式储存于预填充注射器中。

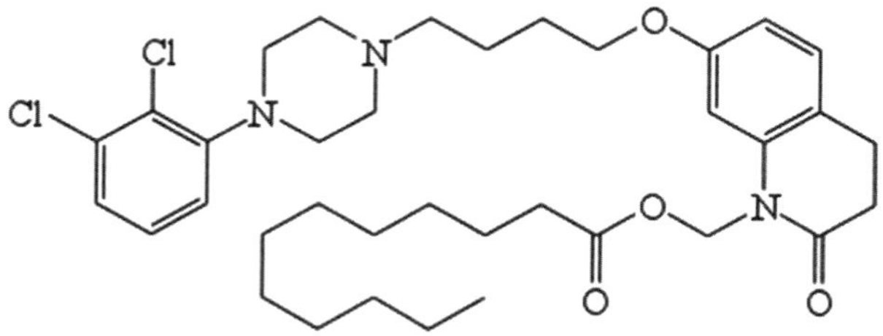

图 1-17　阿立哌唑月桂酸酯化学结构式

ARISTADA 提供 4 种规格：441 mg、662 mg、882 mg 和 1 064 mg，分别相当于阿立哌唑 300 mg、450 mg、600 mg 和 724 mg。根据患者的实际情况，ARISTADA 的起始剂量包括：每月 1 次 441 mg、662 mg 或 882 mg 规格，每 6 周注射 1 次 882 mg 规格；每 2 个月注射 1 次 1 064 mg，其中 441 mg 可三角肌肌内注射，其他规格需要臀部肌内注射。因此，相较于 ABILIFY MAINTENA，ARISTADA 的获批给医生提供了基于更多给药频率和给药剂量的治疗方案。疏水性前药从微米颗粒中的缓慢释放首次实现了阿立哌唑治疗精神分裂症患者长达 2 个月的给药间隔。

然而，缓慢的药物释放也导致单独肌内注射 ARISTADA 需要 5 ～ 6 天才能出现阿立哌唑的在体循环，需要 6 ～ 7 周才达到最大血药浓度。因此，首次注射 ARISTADA，需在长达 21 天的时间里联合使用阿立哌唑口服制剂。改善患者依从性、降低精神分裂症患者的复发率是抗精神病药物新制剂研发的首要目的。ARISTADA 的上市虽然进一步延长了给药间隔，然而患者首次注射 ARISTADA，需要连续 21 天口服药物来弥补长效制剂不能尽快达到有效治疗浓度的缺点。对于精神分裂症患者，口服药物的不依从率要显著高于其他疾病患者。因此，对于抗精神病药物长效注射剂的开发，如何使首次注射后血药浓度快速达到有效治疗浓度水平具有重要临床意义。

基于 ARISTADA 和口服阿立哌唑联合使用方案的不足，ALKERMES 公司在 2017 年 8 月以新制剂（Type 5-New formulation or new manufacturer）的方式向美国 FDA 提交了新型阿立哌唑月桂酸酯长效注射剂的 NDA 申请，并于 2018 年 6 月获得批准，商品名为 ARISTADA INITIO。该注射剂中，活性成分的粒径小于 ARISTADA 中药物的粒径，从而达到了快速溶出和吸收的目的，单次注射后，可以作为 ARISTADA 的快速启动方案，治疗成人精神分裂症。作为单次用药的注射剂，ARISTADA INITIO 只有 1 个规格，即 675 mg（相当于阿立哌唑 459 mg），该产品也是预填充注射器的形式。在首次开始任何剂量的 ARISTADA 治疗时，同时联合使用 ARISTADA INITIO 与单剂量口服阿立哌唑 30 mg，可在治疗后 4 天内达到治疗水平的阿立哌唑血浆浓度，不仅为医生提供了关键时刻的替代方案，同时大大改善了患者依从性[①]。

（2）ALKERMES 阿立哌唑月桂酸酯注射长效缓释纳米晶药物的专利申请情况

ALKERMES 公司针对阿立哌唑月桂酸酯注射长效药物晶体

---

① 章俊麟，许真玉，代文兵，等．阿立哌唑长效注射剂研究进展［J］.中国医药工业杂志，50（10）：1153-1159.

混悬液专利申请情况如图 1-18 所示，后续将详细分析这些专利公开的内容。

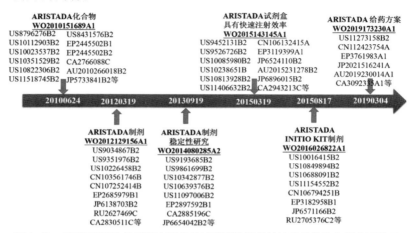

图 1-18　ALKERMES 公司阿立哌唑月桂酸酯注射长效纳米晶药物专利申请情况

2010 年 6 月 24 日，ALKERMES 公司提交了用于治疗神经和心理障碍的杂环化合物的 PCT 申请，其 WO 公开文本为 WO2010151689A1，具有多个美局授权同族，包括 US8431576B2、US8796276B2、US10112903B2、US10023537B2、US10351529B2、US10822306B2、US11518745B2。该专利请求保护多种阿立哌唑链烷酸酯前药及其制备方法，包括阿立哌唑月桂酸酯、肉豆蔻酸酯、棕榈酸酯，前药每剂量提供比相同剂量的母体药物更长时间的有效量。

2012 年 3 月 19 日，ALKERMES 公司提交了包含脱水山梨糖醇酯的药物组合物的国际专利申请，该国际专利申请的公开文本为 WO2012129156A1，具有多个美国专利及商标局（下称"美局"）授权同族 US9034867B2、US9351976B2、US10226458B2。请求保护一种药物组合物，其包含：①水不溶性抗精神病剂，所述水不溶性抗精神病剂是化合物 A-7（阿立哌唑月桂酸酯）；②脱水山梨糖醇月桂酸酯；③聚山梨醇酯

20；④水性媒介物；其中所述组合物形成水性的、絮凝的、可注射的混悬液。数据指示含有脱水山梨糖醇月桂酸酯和聚山梨醇酯 20 的药物组合物具有比不含脱水山梨糖醇月桂酸酯的组合物显著更高的沉降床高度。所述组合物可由使用者容易地再悬浮，例如通过在施用前的短时间内进行手摇。所述药物组合物（例如，絮凝的体系）可用于以缓释配方来改进抗精神病药物的局部组织反应。通过减轻与这些药物的注射有关的不利结果，药物依从性将极大地改善。

2013 年 9 月 19 日，ALKERMES 公司提交了改善储存稳定性的药物组合物的国际专利申请，该国际专利申请的公开文本为 WO2014080285A2，具有多个美局授权同族 US9193685B2、US9861699B2、US10342877B2、US10639376B2、US11097006B2。其请求保护药物组合物，包括水解不稳定的抗精神病药物阿立哌唑月桂酸酯、非离子型水不溶性或不混溶的酯辅助表面活性剂、水混溶或水溶性非离子表面活性剂和水性载体。非离子型水不溶性或不混溶的酯辅助表面活性剂是脱水山梨糖醇月桂酸酯，水混溶或水溶性非离子表面活性剂是聚山梨酯 20。非离子型水不溶性或不混溶的酯辅助表面活性剂以足以使抗精神病药的降解最小化的量提供。

2015 年 3 月 19 日，ALKERMES 公司提交了具有增加注射速度的阿立哌唑制剂的国际专利申请，该国际专利申请的公开文本为 WO2015143145A1，具有多个美局授权同族 US9452131B2、US9526726B2、US10085980B2、US10238651B2、US10813928B2、US11406632B2。其请求保护一种用于治疗中枢神经系统病症的试剂盒，其中所述试剂盒包括治疗有效量的药物组合物和另外包括用于肌内注射的说明书，其中所述说明书指定 0.3 ～ 1 mL/s 的肌内注射速率，其中所述药物组合物包含：① 24 ～ 30 质量 % 阿立哌唑月桂酸酯；② 0.3 ～ 0.4 质量 % 失水山梨醇月桂酸酯；③ 0.1 ～ 0.3 质量 % 聚山梨醇酯 20；④水性媒介物；其中①、②和③的百分比是相对于所述组合物的总质量，药物组合物总注射体积为 1 ～ 10 ml，10 秒内连续注射全部药物组合物。

由于 ABILIFY MAINTENA 在给药后不会立即达到人体给药血浆浓度，起始治疗需要连续 14 天口服阿立哌唑以达到治疗浓度。为了提高患者的依从性，2015 年 8 月 17 日，ALKERMES 公司提交了阿立哌唑前药组合物的发明专利申请，其 WO 公开文本为 WO2016026822A1，具有多个美局授权同族 US10016415B2、US10849894B2、US10688091B2、US11154552B2。其请求保护一种组合物，包含月桂酰阿立哌唑颗粒群，通过光散射技术测定颗粒的基于体积的颗粒分布尺寸 DV50 在 50 ～ 700 nm；以及至少一种表面稳定剂，包括吸附在所述阿立哌唑前体药物颗粒表面上的吸附组分和可用于所述阿立哌唑前体药物增溶的游离组分，并且所述至少一种表面稳定剂包括聚氧乙烯失水山梨醇脂肪酸酯；所述月桂酰阿立哌唑颗粒与聚氧乙烯失水山梨醇脂肪酸酯的比率是 17：1。可将该申请组合物调整为常规长效抗精神病制剂的先导组合物，以解决此类制剂可能发生的起效延迟。优选的用途是用作阿立哌唑前药的先导。

由于长效注射剂治疗的局限是某些方案需要持续 2 ～ 3 周口服起始方案才能达到治疗浓度。为了改进精神病药物递送方法，提高患者依从性，2019 年 3 月 4 日，ALKERMES 公司提交了阿立哌唑给药策略的发明专利申请，WO 公开文本为 WO2019173230A1，具有美局授权同族 US11273158B，其请求保护一种在有需要的受试者中治疗精神分裂的方法，包括给受试者服用包含 5 ～ 50 mg 阿立哌唑的第一组份，629 ～ 695 mg 月桂酰阿立哌唑颗粒分散体的第二组份和包含治疗有效量的月桂酰阿立哌唑的第三组份。

从阿立哌唑注射长效药物纳米晶混悬液的技术现状和ALKERMES公司专利申请情况分析可以看出，阿立哌唑月桂酸酯化可以延长阿立哌唑的给药时间，并且可以绕开大冢公司的明星产品。从专利布局来看，其仍然是从化合物、制剂、稳定性研究、提高注射效率、使药物能够快速起效、作为阿立哌唑缓释药物纳米晶混悬液先导的组合物等方面进行布局，从而确保该产品的竞争优势。

2）帕利哌酮棕榈酸酯

将药物制备成棕榈酸酯前药后，由于棕榈酸酯较低水溶性，经注射后在体内代谢，水解成母体药物并进入体循环，能够在母体药物的基础上，一定程度进一步延长药物作用时间。许多药物都可以制备成棕榈酸酯，如盐酸克林霉素棕榈酸酯、氯霉素棕榈酸酯、维生素 A 棕榈酸酯、地塞米松棕榈酸酯、哌泊塞嗪棕榈酸酯、帕利哌酮棕榈酸酯等。然而，目前成功开发上市的注射用长效缓释纳米晶药物的棕榈酸酯仅有帕利哌酮棕榈酸酯，结构式如图 1-19 所示。

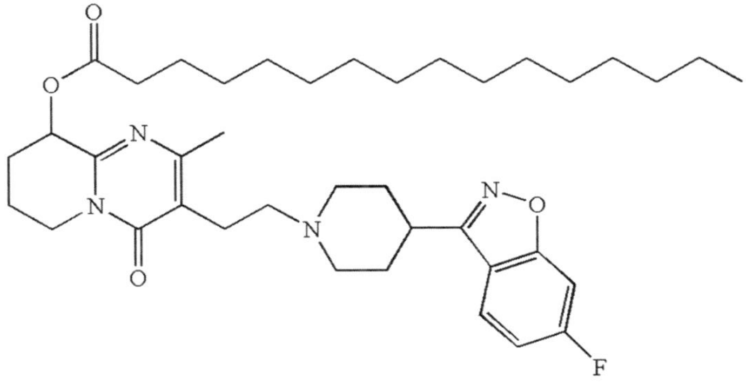

图 1-19　帕利哌酮棕榈酸酯结构式

（1）帕利哌酮棕榈酸酯注射长效缓释纳米晶药物技术现状

帕利哌酮棕榈酸酯长效注射缓释纳米晶药物是强生公司原

研的产品，自从产品上市以来，取得了显著的经济效益。随着核心化合物专利和制剂专利的到期，国内外许多公司均纷纷提出了仿制药申请，并跟进强生公司研发进程，进行了一定的专利布局。

"药品生命周期"（drug life cycle）是指产品从准备进入市场开始，直至被淘汰退出市场为止的全部过程。众所周知，新药研发具有高投入、高风险、周期长等特点，因此药品开发者都会通过专利等手段建立自身产品壁垒，从而要求市场独占性和高额回报。然而专利一旦到期，药物丧失专利权保护，大量同样规格的仿制药进入市场，使原研产品失去市场地位，产品生命周期步入尾声。尤其是 1984 年美国 Hatch-Waxman 法案出台之后，让原研 – 专利到期 – 仿制的流程成为业内惯常操作。

为了应对上述状况的出现，最大化获取产品利益，各大企业纷纷采取措施规避"专利悬崖"的到来，剂型改良则是其中最常用的手段。由于仿制药上市需要通过一致性评价，其产品竞争力与原研药别无二致。原研企业如果能够做出比第一代产品更有竞争力的"升级版"产品，就可以与众多仿制产品区分开，守住市场地位。这样一来，产品的生命周期就会通过迭代产品的专利保护相应地延长。

以临床上最显著的纳米晶药物代表帕利哌酮为例，最初原研企业为强生，是利培酮的主要代谢产物。相较利培酮常规片剂，从 1993 年至 2021 年，产品先后进行了 8 次升级，相较于利培酮微球制剂，帕利哌酮除了起效更快、疗效更好、安全性更高外，更主要的是长效缓释注射剂带来的依从性更好，患者从利培酮普通制剂一天两次的给药间隔，到最新一代的产品 INVEGA HAFYERA 甚至可以做到 6 个月治疗一次（帕利哌酮棕榈酸酯注射液），对于精神分裂症阴性症状和阳性症状均有显著疗效。INVEGA HAFYERA 极大地提高了患者依从性，也在众

多仿制药面前确立了牢不可破的竞争优势。强生公司注射用长
效缓释纳米晶的三种迭代产品信息如表 1-6 所示。

表 1-6　强生公司注射长效缓释纳米晶药物三种迭代产品信息

种类	FDA 批准时间	商品名	剂型	给药频次
第一代	20090731	INVEGA SUSTENNA（善思达）	缓释注射剂	每月一次
第二代	20150518	INVEGA TRINZA（善妥达）	缓释注射剂	每 3 个月一次
第三代	20210901	INVEGA HAFYERA	缓释注射剂	每 6 个月一次

正是靠着产品升级，强生的利培酮管线销售额仅仅在 2008
年专利到期后短暂下跌，然后便随着 1 月长效产品 INVEGA
SUSTENNA 的问世强势反弹，而且还有持续上涨的趋势，
2021—2022 年的销售额均突破 40 亿美元。

长效缓释剂型对于精神分裂患者而言，具有更高的依从
性、更稳定的给药，使得患者复发时间和复发率得到了大幅的
改善。这样的产品无疑才是目前临床无法根治相应疾病情况
下，最切实有效的需求。

（2）强生公司帕利哌酮棕榈酸酯注射长效缓释纳米晶药物
的专利申请情况

强生公司在帕利哌酮棕榈酸酯注射长效缓释纳米晶药物的
的专利布局如图 1-20 所示，后续将对这些专利进行详细分析。

US5254556A 是强生公司于 1992 年 08 月 19 日提出的专利
申请，其中公开了帕利哌酮的 C2 ～ C20 链烷酸酯化合物的制备
过程，其中链烷酸是辛酸、癸酸、十二烷酸或十四烷酸。化合
物显示出在体内缓慢消除，具有长效的优点，缓慢消除有助于
将稳定的血浆浓度维持在无毒，有效的水平，并且可以预期施
用次数的减少对受试者具有更好的依从性。所述酯被认为是用

于长效制剂的利培酮活性代谢物的潜在有价值的前药。

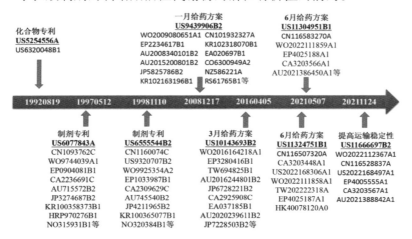

图 1-20　强生公司帕利派酮棕榈酸酯注射长效缓释纳米晶药物专利布局情况

US6077843A 和 US6555544B2 是强生公司分别于 1997 年 5 月 12 日和 1998 年 11 月 10 日提出的专利申请，其中公开了一种适合作为长效制剂用于通过肌肉内或皮下注射给药的水悬浮液，包括一种颗粒分散体，主要包含治疗有效量的结晶 9-羟基利培酮链烷酸酯组成的颗粒分散体，悬浮剂羧甲基纤维素钠，表面活性剂聚山梨醇酯 20 等。C10～C20 链烷酸选自癸酸（癸酸）、十一烷酸、十二烷酸（月桂酸）、十三烷酸、十四烷酸（肉豆蔻酸）、十五烷酸、十六烷酸（棕榈酸）、十七烷酸、十八烷酸（硬脂酸）、十九烷酸和二十烷酸。发现具有 C15（十五烷基）链的酯和与其对应的活性成分是帕利哌酮棕榈酸酯，从药代动力学以及耐受性角度来看，该酯是优异的酯。该发明源于对派利哌酮链烷酸酯有效、耐受性良好、缓释或延迟释放（储库）制剂的开发研究，该制剂的治疗效果至少持续 3 周或更长时间，特别是约 1 个月内是治疗有效的。

　　US9439906B2 是强生公司于 2008 年 12 月 17 日申请的专利，其公开了一种与长效可注射帕利哌酮酯相关的给药方案。虽然之前该公司已经开发了每月给药一次的帕利哌酮棕榈酸酯注射水性纳米悬浮液，然而在对该制剂的临床试验数据进行分析后，发现这些注射剂对帕利哌酮的吸收比最初预期的要复杂得多。此外，发现在患者中达到潜在的帕利哌酮治疗血浆水平取决于注射部位，直到达到稳态浓度。为了确保帕利哌酮治疗患者的最佳血浆浓度 – 时间曲线具有挑战性，因此需要开发一种在需要治疗的患者中实现这一目标的给药方案。在对临床数据进行分析后发现，由于体内的吸收过程受到溶解速率的限制，帕利哌酮棕榈酸酯表现出突然改变的药效学，其中表观半衰期由吸收速率常数控制。此外，注射药物产品的体积也会影响表观速率常数。还发现三角肌肌内注射导致初始血浆浓度更快上升，有助于快速达到潜在的治疗浓度。因此，为了促进患者快速达到帕利哌酮的治疗浓度，优选在三角肌中提供帕利哌酮棕榈酸酯的初始负荷剂量。负荷剂量应为 100 ～ 150 mg 当量，以帕利哌酮棕榈酸酯的形式提供的帕利哌酮。在第一次或更优选地在第二次负荷剂量注射之后，患者血浆中的帕利哌酮浓度接近稳态，并且此后可以在三角肌或臀部肌内注射。然而，优选患者在臀部接受进一步的注射。鉴于这些发现，为使患者达到治疗性血浆帕利哌酮水平，推荐给药方案是，患者在治疗的第 1 天接受第一剂帕利哌酮棕榈酸酯，然后在治疗的第 6 ～ 10 天接受第二剂，然后在治疗的第 34 ～ 38 天接受第三剂或在第二剂后每月（±7 天内）一次。前两次给药优选注射在三角肌中。此后帕利哌酮棕榈酸酯通过注射给药大约每月一次（例如每月 ±7 天或大约每 4 周一次）。为确保帕利哌酮潜在治疗血浆浓度：①在治疗的第一天，在需要治疗的患者的三角肌中肌内施用约 150 mg-eq 的第一负荷剂量帕利哌酮，其中帕利哌酮为配制成缓释制剂的派利哌酮棕榈酸；②在第 6 ~ 10 天，在需要治疗的患者的三角肌中肌肉注射约 100 mg-eq 的第二负荷剂量帕利哌酮，其中帕利哌酮为配制成缓释制剂的派利哌酮棕榈酸；③在第二负荷剂量一个月（±7 天）后，在需要治疗的患者的三角肌或臀部肌内注射约 25 mg-eq 至约 150 mg-eq 的第一维持剂量的帕利哌酮，其中帕利哌酮为配制成缓释制剂的派利哌酮棕榈酸酯。缓释长效制剂是一种水性纳米颗粒悬浮液，主要由以下成分组成：① 156 mg/ml 的帕利哌酮棕榈酸酯，平均粒径（d_{50}）为约 1 600 nm 至约 900 nm；② 12 mg/ml 的聚山梨酯 20；③一种或多种足以使组合物呈中性至非常弱碱性（pH 值 8.5）的缓冲剂；④ 30 mg/ml 的悬浮剂，其中悬浮剂是聚乙二醇 4 000；⑤去离子水补足 100%。

US10143693B2 是强生公司于 2016 年 4 月 5 日申请的发明专利，其公开了一种长效可注射帕利哌酮棕榈酸酯的缺失剂量的给药方案。最近开发的 3 个月配方提供了更长的给药间隔：每 3 个月注射一次。与目前可用的长效注射制剂相比，这种延长的给药间隔提供了更少的不依从机会，从而降低了由于亚治疗血浆浓度及其对精神分裂症患者的相关负面后果而导致的复发风险。即使每 3 个月或每 12 周（±3 周）或 13 周（±2）周给药一次，患者有时也会错过服药剂量。因此，需要为错过定期用药剂量的患者重新开始给药方案。因此，该申请的目的是为需要治疗但已错过治疗期 3 个月（±2 周）剂量的帕利哌酮棕榈酸酯 3 个月缓释注射混悬剂的患者提供帕利哌酮棕榈酸酯的给药方案。提供过了一种用于向需要治疗精神病、精神分裂症或双相情感障碍的患者施用可注射的帕利哌酮棕榈酸酯长效制剂，该类患者已接受为期 3 个月的可注射帕利哌酮棕榈酸酯长效制剂（PP3M）治疗，其中所述患者最后一次注射 PP3M 是在 9 个多月前，下一次预定的 PP3M 应给予所述患者维持剂量的给药方案，包括：①在所述患者的三角肌中肌内施用 150 mg -eq 的每月可注射的帕利哌酮棕榈酸酯长效制剂（PP1M）第一再开始剂量；②在施用所述第一再开始剂量后约第 4 天至约第 12 天后，在所述患者的三角肌中肌内施用 100 mg-eq 的 PP1M 第二次再开始剂量；③在施用所述第二次再开始剂量后约第 23 天至约第 37 天后，在所述患者的三角肌或臀肌中肌内施用 50 ～ 150 mg-eq 的 PP1M 首次再开始维持剂量；④在施用第一次再起始维持剂量约第 23 天至约第 37 天后，在所述患者的三角肌或臀肌中肌内施用 50 ～ 150 mg-eq 的 PP1M 第二次再开始维持剂量；⑤在施用第二次再开始维持剂量后约第 23 天至约第 37 天，在所述患者的三角肌或臀肌中肌内施用 50 ～ 150 mg-eq PP1M 的第三次再开始维持剂量；⑥在施用每月注射的派利哌酮棕榈酸酯的最后一次再开始维持剂量约第 23 天至约第 37 天后，在所述患者的三角肌或臀肌中肌内施用 175 ～ 525 mg-eq 的 PP3M。3 个月剂量的帕利哌酮棕榈酸酯缓释注射混悬剂优选提供足量的帕利哌酮棕榈酸酯，通常在 250 ～ 900 mg 帕利哌酮棕榈酸酯的范围内，以在 3 个月的给药间隔内给病人提供持续的帕利哌酮治疗浓度。优选地，以约 273 mg、410 mg、546 mg 和 819 mg 帕利哌酮棕榈酸酯的剂量强度提供用于肌内注射的水性缓释混悬剂。药物产品水解成活性部分帕利哌酮，导致剂量强度分别为 175 mg-eq、263 mg-eq、350 mg-eq 和 525 mg-eq 的帕利哌酮。3 个月剂量的帕利哌酮棕榈酸酯缓释注射混悬剂悬浮液优选在预填充有 175 mg-eq（0.875 mL）、263 mg-eq（1.315 mL）、350 mg-eq（1.75 mL）或 525 mg-eq（2.625 mL）帕利哌酮（273 mg、410 mg、546 mg 或 819 mg 帕利哌酮棕榈酸酯）的预填充注射器（环状烯烃共聚物）中提供。

表 1-7　强生公司注射用长效缓释纳米晶的三种迭代产品剂量

PP1M 剂量 mg PP	PP1M 剂量 mg-eq 帕利哌酮	PP3M 剂量 mg PP	PP3M 剂量 mg-eq 帕利哌酮	PP6M 剂量 mg PP	PP6M 剂量 mg-eq 帕利哌酮
78	50	273	175	1 092	700
117	75	410	263	1 560	1 000
156	100	546	350		
234	150	819	525		

PP, 帕利哌酮棕榈酸酯；PP1M, PP1 个月配方；PP3M, PP3 个月配方；PP6M, PP6 个月配方。

　　US11324751B 是强生公司于 2021 年 5 月 7 日申请的与缓释帕利哌酮注射制剂相关的给药方案的专利。强生公司已开发两种长效注射剂（帕利哌酮棕榈酸酯一个月注射［INVEGA SUSTENNA® 或 XEPLION®］和帕利哌酮棕榈酸酯三个月注射液［INVEGA TRINZA® 或 TREVICTA®］），为了进一步提高依从性和便利性，正在开发另一种旨在每 6 个月给药一次的帕利哌酮棕榈酸酯产品（帕利哌酮棕榈酸酯 6 个月注射剂）。一种向需要治疗精神病、精神分裂症、分裂情感性障碍、精神分裂症样障碍或双相情感障碍的患者服用帕利哌酮棕榈酸酯的方法，该患者已经接受了首剂为期 6 个月的帕利哌酮棕榈酸酯缓释注射混悬剂（PP6M），在施用第一剂后 6 个月的前 2 周或后 3 周内，即使患者没有错过基于方案的剂量的给药方案为：在 PP6M 的给药窗内向患者的三角肌或臀肌施用第二剂 PP6M，其中在第一剂量和第二剂量之间没有帕利哌酮棕榈酸酯的干预剂量；其中第一剂量和第二剂量各自包含约 1 092 mg/1 560 mg 帕利哌酮棕榈酸酯；其中 PP6M 包含约 280 mg/mL 至约 350 mg/mL 的帕利哌酮棕榈酸酯。PP6M 进一步包括：约 8 mg/mL 至约 12 mg/mL 的润湿剂，一种或多种缓冲剂，约 65 mg/mL 至约 85 mg/mL 的悬浮剂，去离子水补足 100%。

US11304951B1 是强生公司于 2021 年 5 月 7 日申请的与缓释帕利哌酮注射制剂相关给药方案的专利。该专利公开了为错过其定期计划的药物剂量的患者提供重新开始给药方案，该方案取决于从患者的最后一次给药起经过的时间。一种对已服用第一剂的帕利哌酮棕榈酸酯缓释注射混悬液（第一混悬液）的有需要的派利哌酮棕榈酸酯给药的方法，该方法包括：在给予所述第一剂量的第一悬浮液后超过 6 个月零 3 周但不到 8 个月的时间，在患者的三角肌中给予第二帕利哌酮棕榈酸酯缓释可注射悬浮液（第二悬浮液）的重新起始负荷剂量；在施用第二悬液的重新起始负荷剂量后一个月 ±7 天后，在患者的三角肌或臀肌中施用第一悬浮液的维持剂量；其中在第一混悬剂的第一剂量和第二混悬剂的重新起始负荷剂量之间没有帕利哌酮棕榈酸酯的干预剂量，并且在第二混悬剂的重新起始负荷剂量和第一混悬剂的维持剂量期间没有帕利哌酮棕榈酸酯的干预剂量；其中第一种混悬液为 6 个月缓释注射混悬液（PP6M），第二种混悬液为 1 个月缓释注射混悬液（PP1M）。第一混悬液的第一剂量包含约 1 092 mg/1 560 mg 帕利哌酮棕榈酸酯；第二悬浮液的重新起始负荷剂量包含约 156 mg/234 mg 帕利哌酮棕榈酸酯；第一悬浮液的维持剂量包括约 1092 mg/1560 mg 帕利哌酮棕榈酸酯。第一悬浮剂包括约 280 mg/mL 至约 350 mg/mL 的帕利哌酮棕榈酸酯；约 8 mg/mL 至约 12 mg/mL 的润湿剂；一种或多种缓冲剂；约 65 mg/mL 至约 85 mg/mL 的悬浮剂；以及去离子水补足 100%。第二悬浮液包括：约 140 mg/mL 至约 180 mg/mL 的帕利哌酮棕榈酸酯；约 8 mg/mL 至约 16 mg/mL 的润湿剂；一种或多种缓冲剂；约 20 mg/mL 至约 40 mg/mL 的悬浮剂和去离子水补足 100%。

US11666697B2 是强生公司于 2021 年 11 月 24 日申请的发

明专利，其涉及帕利哌酮棕榈酸酯制剂再悬浮的方法。PP6M 通常与约 1 000 mg 至约 1 600 mg 帕利哌酮棕榈酸酯的剂量一起提供，以在 6 个月的给药间隔期间提供持续的帕利哌酮治疗浓度。优选地，PP6M 将以约 1092 mg 或约 1 560 mg 帕利哌酮棕榈酸酯的剂量提供。该药物产品水解为活性部分帕利哌酮，导致剂量强度分别约为 700 mg-eq 或 1 000 mg-eq 帕利哌酮。PP6M 优选提供在预填充注射器（环烯烃共聚物）中预填充 700 mg-eq（3.5 mL）或 1 000 mg-eq（5.0 mL）帕利哌酮（分别为 1 092 mg 或 1 560 mg 帕利哌酮棕榈酸酯）。帕利哌酮棕榈酸酯混悬液制剂通常是高度浓缩的产品。因此，一个重要的考虑因素是确保产品在给药前完全悬浮 / 再悬浮。为了尽量减少不完整给药的可能性，有必要由医疗保健专业人员进行给药，并在给药准备和给药过程中遵循特定指南。例如，INVEGA TRINZA® 标签规定含有制剂的注射器在给药前应剧烈摇动至少 15 秒，以确保均匀悬浮；还需要缓慢地进行注射，例如，在 20～30 秒的时间注射完毕。此外，还建议在注射器处于向上倾斜位置时进行摇动。INVEGA HAFYERA™ 的标签规定，含有制剂的注射器应快速摇动（注射器端盖朝上）至少 15 秒，然后短暂休息，然后再次摇动 15 秒。在某些情况下，可能会出现因人为错误而偏离重悬方案的情况，这可能会导致重悬不充分，从而导致帕利哌酮棕榈酸酯混悬液给药不彻底。需要额外的策略来确保发生所需的帕利哌酮棕榈酸酯再悬浮。提高 6 个月帕利哌酮棕榈酸酯缓释注射悬浮液（PP6M）在装运前储存期间处于尖端向下方向的注射器内重悬性的方法，包括以基本上水平的方向运输注射器并在运输过程中将注射器保持在基本上水平的方向，其中注射器通过飞机、卡车、轮船或铁路或其组合来运输。PP6M 含有约 1 092 或 1 560 毫克帕利哌酮棕榈酸酯。PP6M 包括：约 280 mg/mL 至约 350 mg/mL 帕利哌酮棕榈酸酯；约 8 mg/mL 至约 12 mg/mL

的润湿剂；一种或多种缓冲剂；约 65 mg/mL 至约 85 mg/mL 的悬浮剂；去离子水补足 100%。

从强生公司专利布局可以看出，其早在 1992 年 08 月 19 日就提交了化合物专利申请，1997 年 05 月 12 日和 1998 年 11 月 10 日提交了制剂的专利申请。2008 年 12 月 17 日提交了 1 月制剂的给药方案；随着产品的迭代，该公司进一步在 2016 年 04 月 05 日提交了错过时间重新给药的 3 月制剂给药方案；2021 年 05 月 07 日提交了 6 月制剂给药方案以及错过时间重新给药的 6 月制剂给药方案。2021 年 11 月 24 日提交了提高制剂运输稳定性的专利申请。虽然给药方案的专利申请均获得美国专利法保护，但是其不是我国专利法的保护范畴，并未获得我国专利法保护。从强生公司的迭代产品来看，预填充注射器 PP3M 和 PP6M 相对于 PP1M，其单位剂量有所提高，从而能够实现长达 3 月以及 6 月一次的给药间隔。因此，在我国可以申请单位剂量提高的产品发明专利申请，以延长我国药品的生命周期。

（3）帕利哌酮棕榈酸酯注射长效缓释纳米晶药物国内技术现状及企业专利申请情况

帕利哌酮棕榈酸酯注射长效缓释纳米晶药物国内仿制药进程如图 1-21 所示。2023 年 9 月 28 日，齐鲁制药的帕利哌酮棕榈酸酯注射长效缓释纳米晶药物（1 月 1 次，1.5 mL∶150 mg/0.75 mL∶75 mg）仿制药获国家药监局批准上市，该产品也是我国首个批准上市的国产月度给药长效微晶制剂。目前嘉奥制药（石家庄）有限公司（下称"嘉奥制药"）、山东绿叶制药有限公司（下称"山东绿叶"）针对 1 月 1 次的帕利哌酮棕榈酸酯注射长效缓释纳米晶药物（PP1M）提出报产。山东绿叶 PP1M 完成了生物等效性试验（BE）。浙江圣兆药物科技股份有限公司（下称"圣兆药业"）和四川科伦药业股份有限公司（下称"科伦药业"）目前在开展 BE。

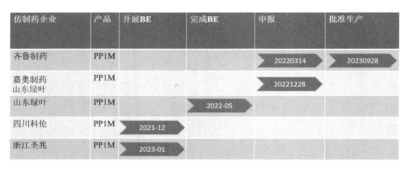

仿制药企业	产品	开展BE	完成BE	申报	批准生产
齐鲁制药	PP1M			20220314	20230928
嘉奥制药 山东绿叶	PP1M			20221228	
山东绿叶	PP1M		2022-05		
四川科伦	PP1M	2021-12			
浙江圣兆	PP1M	2023-01			

图 1-21　棕榈酸帕利哌酮注射长效缓释纳米晶药物国内仿制药进程
——数据来源：药智数据

　　这些仿制药公司在探索帕利哌酮棕榈酸酯注射长效缓释纳米晶药物新的制备方法、提高制剂储存稳定性、降低棕榈酸帕利哌酮药物粒径等方面进行了进一步改进，并相应地布局了相关专利。

　　国内药企在帕利哌酮棕榈酸酯注射长效缓释纳米晶药物方面进行的专利申请如表 1-8 所示，后续对这些专利申请情况进行详细分析。

　　由于未见通过乳化溶剂挥发法制备仅含药物而不含其他辅料微球颗粒的报道。齐鲁制药早在 2011 年 3 月 4 日提交了一种难溶性药物球形颗粒的制备方法的发明专利申请，授权公告号为 CN102670518B。涉及一种制备难溶性药物球形颗粒的方法，其中所述难溶性药物为紫杉醇、多西他赛、帕利派酮棕榈酸酯、奥氮平双羟萘酸盐、阿立哌唑或布林佐胺。该方法包括下述步骤：①将所述难溶性药物溶于亲脂性溶剂中，制备得到分散相；②将步骤①制备的分散相加入到与该分散相不互溶的连续相中形成乳剂，并且所述的连续相由 60% ～ 100% 非水溶剂、0 ～ 20% 乳化剂和 0 ～ 20% 水组成；③在 60 分钟内除去分散相中的所述亲脂性溶剂，得到所述难溶性药物

表1-8 国内药企有关帕利哌酮棕榈酸酯注射长效缓释纳米晶药物的专利申请

申请人	申请日	公开/公告号	内容	优点
齐鲁制药	20110304	CN102670518B	制备方法：乳化溶剂挥发法	方法简单、安全可控
圣兆药业	20201214	CN112451483B	制备方法：利用药物在不同浓度乙酸溶液的溶解度差异，采用微量沉淀法，并通过物理方式外加能量制备	产品粒径均匀、稳定性好、避免溶剂残留、降低生产成本
恩华药业	20201127	CN114980865B	制备方法：梯度压力循环法，目标压力下通过活塞缝式高压循环进行均质	对设备无耐高压要求，生产过程安全性较高，有利于控制粒径，操作简单
齐鲁制药	20160804	CN106137985B	一种棕榈酸帕利哌酮块状组合物	具有良好的分散性和复悬性，克服了制剂在保存过程中的奥氏熟化现象
科伦药业	20220228	CN116687849A	制备方法：球磨法得到目标粒径的混悬液后，通过加热加压或仅加压处理	抑制贮存过程中的奥氏熟化风险，降低样品突释风险，进一步提高制剂整个贮存周期的粒径稳定性
江苏晶立信	20191225	CN113024546B	制备方法：选择合适的降温点以及降温速率对标棕榈酸帕利哌酮的结晶过程及粒径分布进行稳定控制	工艺简单，满足制剂的相关指标，料粒径制剂工艺对于原料粒径稳定控制

细微颗粒在所述连续相中的混悬剂；④洗涤除去连续相；⑤收集得到的球形颗粒并干燥；其中，所制备的球形颗粒具有 2～50 μm 的平均粒径，所述的亲脂性溶剂选自二氯甲烷、乙酸乙酯，所述的非水溶剂为甘油，所述的乳化剂为聚乙烯醇。该发明的球形颗粒不需要任何辅料作为基质骨架，可较易地混悬、分散或溶解到适宜的可药用载体中而施药，并使得载体黏度尽量少的增加，进而降低施药对象的疼痛感，还可减少药物损失，保证给药剂量的准确性。此外，该发明制备难溶性药物球形颗粒及其制剂的方法操作简单，安全可控，适合工业化生产。

目前制备帕利哌酮棕榈酸酯注射长效缓释纳米晶药物的主要手段仍是高能介质研磨、高压均质或溶剂沉淀法，无论是从生产设备、生产工艺，还是介质残留及溶剂残留来看，这些制备方法均有一定的局限性。圣兆药业于 2020 年 12 月 14 日提交了一种棕榈酸帕利哌酮混悬液的制备方法的发明专利申请，公告号为 CN112451483B，制备方法包括以下步骤：①将棕榈酸帕利哌酮药物颗粒分散溶解于含有表面活性剂的第一种水溶性良溶剂中得药物溶液；②将药物溶液缓慢加入到第二种水溶性溶剂中，同时外加能量使得药物颗粒快速沉淀，重悬后得混悬液；步骤①中，第一种水溶性良溶剂为酸溶液；所述酸溶液为乙酸溶液，乙酸溶液的质量浓度为 30%～80%；步骤②中，将药物溶液缓慢加入到第二种水溶性溶剂中后，使得混合液中酸的最终质量浓度小于 20%。该专利利用难溶性药物棕榈酸帕利哌酮在不同浓度乙酸溶液中的溶解度差异，采用微量沉淀法，并通过物理方式外加能量，进而制备得到粒径分布均匀、稳定性较好的棕榈酸帕利哌酮混悬液制剂，制备工艺简单、条件温和，无须使用复杂的仪器设备，无金属介质残留，且避免了微量沉淀法常见的溶剂残留问题，提高安全性的同时，大大降低了生产成本，适合工业化生产的需求。

江苏恩华药业股份有限公司（下称"恩华药业"）提交了一种棕榈酸帕利哌酮混悬液的制备方法，授权公告号为 CN114980865B。包含帕利哌酮棕榈酸酯的混悬液的制备方法，包括以下步骤：①制备包含至少一种稳定剂和帕利哌酮棕榈酸酯的母液；②将步骤①制得的母液通过梯度压力循环法制备得到包含帕利哌酮棕榈酸酯的混悬液；其中，所述混悬液中帕利哌酮棕榈酸酯的浓度 ≥ 100 mg/mL；所述梯度压力循环法为在目标压力下通过活塞狭缝式高压循环进行均质，并且选自如下一种或多种方法：在 100 ～ 300 bar 下循环 1 ～ 5 次，在 301 ～ 700 bar 下循环 1 ～ 5 次，和在 701 ～ 1 500 bar 下循环 9 ～ 15 次；或者，在 100 ～ 500 bar 下循环 1 ～ 5 次，在 501 ～ 1 000 bar 下循环 1 ～ 5 次，和在 1 001 ～ 1 500 bar 下循环 9 ～ 15 次；或者，在 100 ～ 300 bar 下循环 1 ～ 5 次，在 301 ～ 500 bar 下循环 1 ～ 5 次，在 501 ～ 900 bar 中下循环 1 ～ 5 次，和在 901 ～ 1 500 bar 下循环 9 ～ 15 次；或者，在 100 ～ 300 bar 下循环 1 ～ 5 次，在 301 ～ 600 bar 下循环 1 ～ 5 次，在 601 ～ 900 bar 下循环 3 ～ 8 次，在 901 ～ 1 100 bar 下循环 3 ～ 8 次，和在 1 101 ～ 1 500 bar 下循环 3 ～ 8 次；或者，在 100 ～ 300 bar 下循环 1 ～ 5 次，在 301 ～ 500 bar 下循环 1 ～ 5 次，在 501 ～ 700 bar 下循环 1 ～ 5 次，在 701 ～ 1 000 bar 下循环 3 ～ 8 次，和在 1 001 ～ 1 500 bar 下循环 3 ～ 8 次；或者，在 200 ± 50 bar 下循环 1 ～ 5 次，在 400 ± 50 bar 下循环 1 ～ 5 次，在 800 ± 50 bar 下循环 15 ～ 25 次；在 500 ± 50 bar 下循环 5 ～ 10 次，以及在 1 300 ± 50 bar 下循环 8 ～ 15 次；所述稳定剂选自司盘类、吐温类、聚乙二醇类、泊洛沙姆类、苄泽类和卖泽类中的至少一种。提供的通过活塞狭缝式高压法制备棕榈酸帕利哌酮混悬液，突破了该方法仅适用于低浓度药物的限制，与湿法研磨法和微射流高压均质法（一般需要大于 2 000 bar）相比，在相对较低的压力（不大于 1 500 bar）下，可制备得到药物粒径分布更均匀的混悬注射液，减少药物不良反应发生，降低制剂批间生物利用度的差异。此外，与现有的微射流高压均质相比，对设备无耐高压要求，生产过程安全性较高；与湿法研磨相比，更有利于控制粒径，且操作简单，有效控制成本，有利于制药工业化生产。

齐鲁制药在 2016 年 8 月 4 日提交了一种稳定的棕榈酸帕利哌酮长效制剂的发明专利申请，其于 2019 年 3 月 8 日获得授权，公告号为 CN106137985B。针对长期储存过程中发生颗粒聚集或奥斯特瓦尔德熟化现象，提供了一种棕榈酸帕利哌酮块状组合物，含有质量比不低于 60% 的棕榈酸帕利哌酮；其中所述棕榈酸帕利哌酮的有效粒径为 2 ～ 5 μm 或 5 ～ 10 μm；所述棕榈酸帕利哌酮块状组合物中各组分的质量份数为：棕榈酸帕利哌酮 312 份，注射用聚山梨酯 80 15 ～ 20 份，羧甲基纤维素钠 12 ～ 16 份，甘露醇 40 ～ 60 份，磷酸二氢钠 0.9 ～ 5 份，氢氧化钠调节 pH 值至 7.0；或棕榈酸帕利哌酮 156 份，注射用聚山梨酯 80 10 份，羧甲基纤维素钠 8 份，甘露醇 30 份，磷酸二氢钠 2.5 份，氢氧化钠调节 pH 值至 7.0。该专利的棕榈酸帕利哌酮块状组合物出奇地具有良好的分散性和复混悬性，与水复配时能迅速形成棕榈酸帕利哌酮的均匀混悬液（在该专利中所得混悬液称为复混悬液）。复溶后混悬液的粒径与冻干前相比未显示明显变化。该专利的棕榈酸帕利哌酮块状组合物，在复配形成均匀混悬液后的使用期内也呈现出良好的物理稳定性。由于活性成分的有效粒径较小，且处方含有适当的助悬剂，复配后形成的混悬液室温条件下静置 8 小时后的沉降体积比不低于 0.90。可避免因复配后混悬液下沉速率过快，影响临床用药。同时，复配后形成的混悬液室温条件下静置 8 小时后的粒径分布和释放度较复配初始也未发生明显变化。因此,该专利的棕榈酸帕利哌酮块状组合物有效克服了混悬型液体制剂在保存过程中因发生奥斯特瓦尔德现象所表现出的粒径增长和释放度降低问题。

科伦药业提交了棕榈酸帕利哌酮注射液的制备方法的发明专利申请,公开号为 CN116687849A,其公开了一种棕榈酸帕利哌酮注射液的制备方法,包括以下步骤:①配制含表面活性剂、稳定剂、pH 调节剂的棕榈酸帕利哌酮混悬液;②利用球磨法将混悬液研磨至目标粒径,得到目标粒径的混悬液;③向目标粒径的混悬液加注射用水稀释至目标浓度,得到终混悬液;④将终混悬液进行加压处理,得到棕榈酸帕利哌酮注射液;可选地,进行加热加压处理,得到棕榈酸帕利哌酮注射液。在该申请中,采用球磨法得到目标粒径的混悬液后,发明人意外地发现,通过加热加压或仅加压处理,加速混悬液体系中"极微粒子"的奥氏熟化进程,提前消耗掉大部分奥氏熟化的促进因素,能够显著抑制贮存过程中的奥氏熟化现象,降低样品突释风险,进一步提高制剂整个贮存周期的粒径稳定性。

江苏晶立信医药科技有限公司(下称"江苏晶立信")提交了一种小粒径棕榈酸帕利哌酮的制备方法的发明专利申请,公告号为 CN113024546B。其公开了采用阶梯降温的方式,通过选择合适的降温点以及降温速率对棕榈酸帕利哌酮的结晶过程及粒度分布进行稳定的控制。所制得的棕榈酸帕利哌酮有 15 ~ 20 μm 的平均粒度且小于 100 μm 的粒度分布,进一步,粒径分布为 d10 小于 10 μm,d50 = 15 ~ 20 μm,d90 = 35 ~ 65 μm。该专利具有更为简便的工艺操作及更为宽松的设备要求,同时能够满足制剂工艺对于原料药粒径的相关指标,并适合后续的工业化生产。

从以上专利分析可以看出,国内的仿制药企业在帕利哌酮棕榈酸酯注射长效缓释纳米晶方面的专利分布并不集中，这是因为原研企业强生公司进行了良好的专利布局，且仿制药上市需要通过一致性评价，而既要满足一致性评价，又要绕过原研公司的专利布局在制剂上进行创新研究难度较大的问题。

3）其他注射长效缓释纳米晶药物

其他注射长效缓释纳米晶药物还包括阿立哌唑、奥氮平、卡博特韦/利匹韦林、卡博特韦、来那卡帕韦等，相关专利申请如表1-9所示。

表1-9 其他注射用长效缓释纳米晶药物相关专利

公开/公告号	内容	优点	法律状态
WO2003026659A1	阿立哌唑晶体B	吸湿性降低，更适合药物加工和配置	多个授权同族
WO2005041937A2	阿立哌唑注射制剂	释放持续时间通过改变冷冻干燥形式中阿立哌唑的粒径来改变	多个授权同族
WO2005016262A2	阿立哌唑注射制剂	阿立哌唑释放至少21天	多个授权同族
US2015087654A1	阿立哌唑治疗方案	首次注射后，口服阿立哌唑至少14天，达到血药浓度	多个授权同族
WO2013162048A1	阿立哌唑注射制剂	储存稳定性提高	多个授权同族
WO9916313A1	奥氮平双羟萘酸盐或其溶剂化	适合制备缓释制剂，释放速率对pH依赖性小	多个授权同族
WO03016306A1	利匹韦林制剂	利匹韦林为纳米颗粒形式	多个授权同族
WO2007147882A2	利匹韦林制剂	一周到两年的时间间隔给药	多个授权同族

续表

公开 / 公告号	内容	优点	法律状态
WO2012037320A2	卡博特韦制剂	每月、每 2 个月、每 3 个月给药一次	多个授权同族
WO2018035359A1	来那卡帕韦化合物和制剂	改善的效力、改善的代谢稳定性以及改善的药代动力学和 / 或药效学特性	多个授权同族

WO2003026659A1（US8399469B2）公开了吸湿性降低的更适合药物加工和配置的无水阿立哌唑晶体 B，其在包含无水阿立哌唑药物组合物长时间储存时，不易转化为水合物或显著降低原始溶解度。WO2005041937A2（US8722679B2）公开了一种控释无菌阿立哌唑注射剂，通过将冻干组合物与注射用水混合制备，其中冷冻干燥的组合物包含：①平均粒径为 $1 \sim 10\ \mu m$ 的阿立哌唑；②其载体，其中所述制剂是均质混悬液，并且在注射入受试者后，所述制剂释放阿立哌唑至少 1 周的时间。冷冻干燥的阿立哌唑的平均粒径越小，缓释期越短。因此，当平均粒度为约 1 μm 时，阿立哌唑将在少于 3 周、优选约 2 周的时间内释放。当平均粒度大于约 1 μm 时，阿立哌唑将在至少 2 周的时间内释放，优选约 3 ~ 4 个星期，并且最多 6 周或更长时间。因此阿立哌唑的释放持续时间可以通过改变冷冻干燥形式中阿立哌唑的粒径来改变。WO2005016262A2（US8759351B2）公开了一种不含有缓释基质的用于阿立哌唑缓释的可注射组合物，包括至少约 10 mg/ml 阿立哌唑在任选包含黏度增强剂的注射载体中的混悬液，其中阿立哌唑释放至少 21 天。US2015087654A1（US11400087B2）公开了一种给药方案，为了达到注射给药治疗效果，公开了一种治疗精神分裂症或 I 型双相情感障碍患者的方法，包括：向患者肌内施用调整剂量的阿立哌唑约 300 mg 的长效混悬剂，并在首次施用所述调整剂

量的长效混悬剂后向患者共同施用口服抗精神病药，其中剂量在约1个月的时间内全身释放并且患者是CYP2D6弱代谢者。其中口服抗精神病药在首次服用经调整剂量的长效混悬剂后至少服用14天。WO2013162048A1（US11638757B2）公开了一种储存稳定性高的可注射缓释制剂，组合物包含难溶性药物，其为阿立哌唑或其盐、水和悬浮剂，其中悬浮剂包括聚乙烯吡咯烷酮，难溶性药物的初级粒径多为0.5～30 μm，浓度按无水物计算为200～600 mg/ml，聚乙烯吡咯烷酮的K值为12～30，聚乙烯吡咯烷酮的浓度为0.1～100 mg/ml，其中组合物通过流变仪在25℃下测量的，在0.01～0.02 s^{-1}的剪切速率范围内至少有一点的黏度为40 Pa·s或更高，并且在900～1 000 s^{-1}的剪切速率范围内的至少一个点具有0.2 Pa·s或更小的黏度，该组合物在静置时为凝胶形式，在受到冲击时变为溶胶。

WO9916313A1（US6169084B1）公开了奥氮平双羟萘酸盐或其溶剂化物，一般来说，本领域技术人员可制备药物的酯形式以提供缓释特性。遗憾的是，奥氮平分子不便于形成酯产物。该专利提供了奥氮平的新的双羟萘酸盐，这些盐特别适用于制备缓释制剂，其中释放速率对环境pH值的依赖性非常小。

WO03016306A1（US8080551B2）公开了利匹韦林药物组合物，其中利匹韦林为纳米颗粒形式，其表面吸附有足以保持有效平均粒径小于1 000 nm的量的表面改性剂。WO2007147882A2（US11389447B2/CN101478950B）公开了TMC278的水性悬浮液，具体如下：用于以一周到两年的时间间隔间歇地通过肌内或皮下注射施用的药物组合物，其包含治疗有效量的微粒或纳米颗粒的悬浮液形式的TMC278或其盐、立体异构体或立体异构体混合物，所述的药物组合物包含：①微粒或纳米颗粒形式的TMC278或其盐、立体异构体或立体异构体混合物，在其表面吸附有表面改性剂；②可药用的水性载体；其中悬浮了

TMC278 活性成分，其中所述表面改性剂选自泊洛沙姆、聚氧乙烯失水山梨糖醇脂肪酸酯、磷脂酰甘油及其盐。

WO2012037320A2（CN103547266B/US11224597B2）公开了卡博特韦皮下或肌内给药组合物，包含卡博特韦或其可药用盐，和包含聚山梨醇酯和聚乙二醇的表面活性剂系统。包含化合物（Ⅰ）的肠胃外药物组合物是长效药物组合物。相应地，该组合物可有效用于治疗或预防 HIV 感染，与常规组合物或化学结构类似于化合物（Ⅰ）的其他化合物相比较，给药间隔时间长。可以周期性地给予患者该组合物，例如，每周一次，每月一次，每 2 个月一次，或每 3 个月一次。因此，该组合物和使用它进行皮下（SC）或肌内（IM）注射给药，可以显著地降低药物（丸剂）载量或患者依从性的困难。进一步的，这种周期性给予所述组合物，可以在合适的依从性条件下有助于保持治疗，防止出现对 HIV 耐药性，并且在长时间内保持治疗效果。

WO2018035359A1（CN109890808B）公开了用于预防性或治疗性治疗 HIV 病毒感染的化合物，其肠胃外制剂，包含来那卡帕韦或其药学上可接受的盐以及药学上可接受的赋形剂，其中所述制剂包含：①盐水且任选地还包含泊洛沙姆，其中所述泊洛沙姆是泊洛沙姆 388 或泊洛沙姆 188，其中当所述泊洛沙姆是泊洛沙姆 188 时，泊洛沙姆 188 在盐水中的浓度为 1%～10%；② N- 甲基 -2- 吡咯烷酮，其中所述制剂基本上由 N- 甲基 -2- 吡咯烷酮组成；③二甲基亚砜，其中所述制剂基本上由二甲基亚砜组成；④水和（或）醇，其中所述醇为乙醇和（或）聚乙二醇，其中所述聚乙二醇的平均分子量为约 200 g/mol，和（或）无机碱，其中所述无机碱是氢氧化钠。

可见，其他注射用长效缓释纳米晶药物还包括药物阿立哌唑、奥氮平、利匹韦林、卡博特韦、来那卡帕韦等与稳定剂如聚山梨醇酯等制备成纳米混悬液，可以通过改变原料药的晶型来提高稳定性，或调整药物的粒径来调节缓释性能，选择合适的稳定剂等来提高储存稳定性等，进一步还可以研究给药方法，以使得注射长效缓释纳米晶体药物能够满足临床用药的需求。

1.4 小结

纳米晶技术的诞生无疑为难溶性药物提供了切实有效的成药途径，多年的研发积累也让该技术更为成熟。纳米晶是通过重结晶或者粉碎使难溶性药物的尺寸为 $1 \sim 1\,000$ nm、无载体、含少量稳定剂，能够稳定存在的晶态或无定型态药物。药物纳米晶粒径小、比表面积大，可显著提高药物的可润湿性、饱和溶解度及溶出速度。纳米晶技术可提高药物的稳定性、安全性，利用纳米混悬液技术制备的药物仅使用少量的表面活性剂或聚合物作为稳定剂，载药量接近100%，提高了载药量，可以减少因使用辅料而带来的潜在毒性，减小了给药体积，提高了机体耐受性。此外，纳米混悬液一般以水为分散介质，从而避免了非水溶剂的使用，降低了不良反应发生的概率。而且注射用长效缓释纳米晶药物减少了服用次数和剂量，提高了给药顺应性。

纳米晶药物的制备方法一般分为"自上向下"（"Top-down"）、"自下向上"（"Bottom-up"）以及组合技术。"Top-down"技术主要包括介质研磨法、高压均质法和激光破碎法等，具有简单快速、不需要使用有机溶剂、重复性高、易于放大的优点。"Bottom-up"技术主要包括纳米沉淀法、乳化法、微射流反应技术、喷雾干燥结晶、超临界流体法等，具有经济实惠、制得的颗粒尺寸更小的优点。制备纳米晶体药物时，单一技术难以达到粒径均匀、稳定性好，多种技术联用可补足其缺点使制剂安全有效。

目前美国 FDA 批准上市的口服纳米晶药物有维拉帕米、雷帕霉素、盐酸右哌甲酯、硫酸吗啡、盐酸哌甲酯、盐酸替扎尼定、阿瑞匹坦、非诺贝特、大麻隆、醋酸甲地孕酮、萘普生钠、灰黄霉素、美他沙酮等；批准上市的注射纳米晶药物仅有阿立哌唑月桂酸酯、帕利派酮棕榈酸酯、阿立哌唑、双羟萘酸奥氮平、卡博特韦、卡博特韦 / 利匹韦林、来那卡帕韦、美洛昔康和丹曲林钠。国内上市的注射长效缓释纳米晶药物仅有帕利派酮棕榈酸酯（1 月）、帕利派酮棕榈酸酯（3 月）和阿立哌唑注射液。

口服纳米晶药物和注射长效缓释纳米晶药物专利申请量保持基本逐年增加的状态，表明该领域发展前景较好。中国是纳米晶药物的主要目标市场国。

口服上市纳米晶药物原研药的核心专利包括将药物制备成纳米晶后与辅料一起制备成口服片剂或胶囊，以实现获得相同药理作用减少给药剂量，提高药物溶解速率以及生物利用度，提高生物黏附性，降低食物对药效的影响等的目的。

目前，已开发上市的注射用长效缓释药物晶体主要集中在治疗精神分裂和抗 HIV 感染领域，并且核心技术主要掌握在强生、ALKERMES、大冢制药等公司手中。将药物制备成纳米晶能够使得难溶性药物成药，通过注射给药，达到缓释效果。

纳米晶药物的开发包括通过将药物成酯，如月桂酸酯、棕榈酸酯等，以延长半衰期，提高生物利用度，降低给药频率，提高顺应性。分析 ALKERMES 公司的阿立哌唑月桂酸酯以及强生公司的帕利哌酮棕榈酸酯注射长效缓释纳米晶药物专利布局可以看出，根据技术改进点，可以从化合物、前药、制剂组成、制备方法、给药方案、提高产品稳定性等方面进行专利布局。众所周知，虽然化合物专利稳定性好，保护性强，但是由于药物开发时间漫长，大多新制剂上市时，化合物专利已到期或接近到期。因此，前药、制剂和相关的制备方法、给药方案等专利申请的布局就显得尤为重要。例如，可以从延长半衰期等角度去改造，如制备成脂肪酸酯等前药；可以从延长药物缓释周期、改善储存稳定性、增加注射速度、改善缓释制剂起效延迟等角度去筛选合适的药物、制剂辅料、配方组成或药物粒径等而开发出新的制剂，从而迭代自身产品，保证市场优势地位；可以从更有利于控制粒径、操作简单、有效控制成本等方面去改进制备方法；可以从发挥最佳药效或延长给药间隔的角度去研究注射部位、注射剂量、注射频次等从而形成新的给药方案。

强生公司的帕利哌酮棕榈酸酯由于较好的专利布局和产品迭代，取得了诱人的经济效益，国内多家药企如齐鲁制药、山东绿叶、科伦药业、圣兆药业等先后进行了仿制药研究，齐鲁制药的帕利哌酮棕榈酸酯注射液（1月）仿制药已获批上市。这些仿制药企业先后通过改进制备方法等，进行了一些专利布局。

目前注射用长效缓释纳米晶药物上市产品非常少，且经济效益较好。随着伴生技术与纳米晶技术的日趋完善，注射用长效缓释纳米晶药物成了未来值得关注的研究方向之一，可能应用于更多的药物改良。

2

微　针

2.1　微针技术的发展现状

2.1.1　概述

　　药物递送至人体内包括口服、肠胃外、吸入、透皮等多种途径。口服给药是最古老的途径，其对患者来说简单方便、可自行给药、顺应好，但是该途径存在首过效应，且不适合新生儿、老年患者或具有吞咽困难的患者。肠胃外途径是指通过肌内、皮下和静脉内途径给药，其是一种快速给药方式，具有高生物利用度、药物起效快等特点，因此，该途径是紧急情况下药物递送的最佳选择，但是该给药方式需要专业知识和技能，患者依从性低。吸入途径目的是将药物直接递送至肺部，该途径可避免首过效应，适合呼吸系统相关的疾病患者，但是通过该途径通常需要患者掌握吸入装置的正确使用方法、给药手法以及吸入与给药相互配合，否则会影响药物的给药剂量。透皮途径是指药物通过皮肤被递送至局部靶向组织或进一步经淋巴管、毛细血管进入相应淋巴结或体循环，从而发挥局部或全身治疗作用的一种给药途径。与口服、肠胃外等传统给药方式相比，透皮给药可避免口服给药所引起的胃肠道不良反应并可避过肝脏的首过效应，操作简便并可自行使用，可有效提高患者的用药依从性。然而，透皮给药的最大挑战是，只有少数具有理想理化特性的特殊药物可以被动扩散和细胞间隙渗透通过皮肤屏障，从而获得治疗效果。

透皮给药技术的发展历程可划分为四个显著的阶段，具体如图 2-1 所示[①]。在第一代技术中，研究者们致力于利用基于天然扩散机制的贴片技术，实现低剂量药物的透皮传递。随后，第二代技术着眼于化学增强剂或外部能量源以触发和促进药物的传输过程，在不破坏皮肤结构的情况下最大限度地提高药物对皮肤的渗透性。随着无创透皮给药技术的局限性逐渐显现，射频消融、电穿孔和微针等微创透皮给药方法作为替代方案迅速被广泛采纳，这些技术能够在药物穿透角质层时实现精准的药物递送。为了应对日益增长的个性化医疗需求，得益于软质、超薄的可穿戴设备技术的迅猛发展，第四代技术是将融合传感模式与微针相结合，以提供可穿戴设备，从而实现对药物释放过程的精确控制，为透皮给药领域带来了前所未有的高精度调节能力。

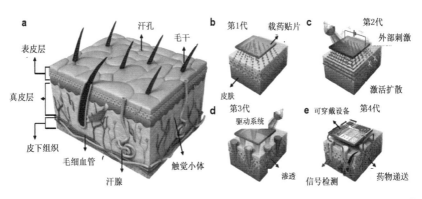

图 2-1 透皮给药发展历程

① Lee H,Song C,Baik S,et al.Device-assisted transdermal drug delivery[J]. Advanced Drug Delivery Reviews, 2017(127) : 35-45.

a：人体皮肤示意图。b：第一代经皮药物传递技术，通过药物的自然扩散实现。c：第二代经皮药物传递技术，通过外部刺激激活药物传递。d：第三代经皮药物传递技术，通过微针介导的皮肤层破坏和伴随微针的各种功能来增强药物传输。e：第四代经皮药物传递技术，借助可穿戴设备为患者提供定制化治疗。

尽管射频消融、超声电渗疗法和激光消融等方法展现出了显著的潜力，但它们通常需要使用庞大且成本高昂的医疗设备，因而只能在专业医疗机构中应用。相比之下，微针技术作为一种替代方案，已经吸引了广泛的关注。它能够以微创的方式通过皮肤传递药物，操作简便，成本效益高，从而为透皮给药提供了一个更加实用和经济的选项。

微针（microneedles）是指通过细微加工技术制备长度为几百微米的类似注射针头的空心或实心针，该针头可刺破皮肤的角质层而不触及（或少触及）皮肤深层的痛觉神经，在打开药物扩散通道的同时不引起疼痛和皮肤损伤，使原本不适合经皮给药的药物实现皮肤吸收。微针以其小巧的体积，以及具有精确性、无痛感、高效率和便捷性的卓越的性能，在生物医学领域取得了显著的进展。在过去20年的发展中，微针在经皮给药领域展现出了其卓越的药物扩散能力和强大的输送功能，极大地推动了活性物质在皮肤层面的应用。此外，这些精巧的装置也被用于携带包括RNA和DNA在内的各类药物和疫苗，为生物医学的进步提供了新的途径。

2.1.2　微针的发展历程

最初提到微针的文献是在1921年由Chambers将针头注射到卵子的细胞核中。在1958年，Alan Richard Wagner首次提出了微针皮内注射的概念，并为此申请了专利。然而，受限于当时的制备技术，微针的实验研究未能成功进行。1976年，

Gerstel 与 Place 在微针皮内注射技术的基础上，初步构想了微针经皮给药的创新概念，但在随后 20 多年的时间里，这一理念未能促成实际可用的微针产品的诞生。直到 1995 年，随着微机电系统技术的飞速进步，高精度半导体与微电子元件的兴起，Hasmhi 等研究人员利用蚀刻技术突破性地在硅片上制成了首例微针阵列，标志着微针制造技术的重大飞跃。1998 年，美国佐治亚理工学院的 Henry 及其团队开创性地将微针技术引入透皮给药研究领域[①]，这一举动正式开启了微针在药物递送领域的应用大门，掀起微针技术的研发热潮，最终推动其向产业化迈进，但其主要局限于不载药物的单晶硅材质微针。2005 年，Miyano 研发出首款可溶性微针，这是一种由水溶性材料构成的微针，药物均匀分布在针体中，采用"刺入和释放"的机制进行给药，即微针刺入皮肤后，针体与组织液接触溶解，随之药物在局部释放。与其他微针类型相比，可溶性微针的制备过程更简易，选材范围广，交叉感染风险低，且无尖锐废弃物遗留，解决了硬质微针如硅、玻璃残留在皮肤中的难题，同时提高了载药量，拓宽了应用范畴。此外，根据治疗需求定制材料和针体设计，可实现快速、控制释放、缓释或响应性释放等多功能的新型可溶性微针的制备。进入 2015 年，微针技术在医疗领域逐渐被美国与欧洲采纳；在日本和韩国，微针主要应用于美容领域；中国微针技术起步虽晚，但已在美容行业显露头角。2020 年，微针给药技术在美国权威科普杂志《科学美国人》评选的年度十大有望重塑世界的新兴技术中荣登榜首，彰显其影响力。

---

①Henry S, McAllister D V, Allen M G, et al.Microfabricated microneedles: A novel approach to transdermal drug delivery[J].Journal of Pharmaceutical Sciences, 1998, 87(8): 922-925.

2.1.3　微针的作用机制与优点

人体的皮肤结构由外向内分为三个基本层次：表皮的角质层、活性表皮层以及下方的真皮层。其中，作为皮肤最外侧的角质层，其厚度为 $10 \sim 15\ \mu m$，由密集排列的角质细胞构成，构成了药物经皮肤传递的主要障碍。紧接其下的是厚度为 $50 \sim 1\,000\ \mu m$ 的表皮层，此层含活性细胞和少量神经组织，但缺乏血管分布。真皮层位于表皮层之下，是皮肤的主要构成部分，其富含各种活细胞、丰富的神经组织和血管网络。微针透皮技术的运作原理在于，利用极小的面积空间内集束微针群，这些微针能穿透皮肤的角质层，创造出药物传输通道，从而克服这一关键屏障。此外，根据微针阵列的设计不同，可以灵活选择给药策略：实心微针表面可直接负载药物，实现药物的透皮传递；而中空设计的微针更适合于输送液体药物制剂，为药物渗透皮肤开辟了新的途径。这样，微针技术不仅精细地克服了角质层的限制，还依据具体需求调整给药方式，展现了其在透皮给药领域的灵活性和高效性，正逐渐成为生物医学领域的一项重要技术。微针的尖端高度通常只有大约 $100\ \mu m$，这显著降低了其与神经末梢接触的可能性，从而减少了对机体附属组织的伤害，有效避免了疼痛感的产生。此外，微针在皮肤上形成的通道是暂时性的，一旦移除微针，这些通道将在一定时间内自然闭合，大大降低了皮肤感染的风险。通过微针技术在皮肤上打开的通道，药物的吸收率可以提高数千甚至数万倍，特别是在疫苗给药领域，这种方法能够激发更强烈的抗原－抗体反应。与传统的透皮给药技术相比，微针给药不受药物的极性、分子量、渗透系数或熔点等因素的影响，这极大地扩展了可应用的药物种类范围。与此同时，与使用化学促渗剂或物理致孔技术的给药方法相比，微针给药对皮肤的损伤性更小，提供了一种更为温和且有效的药物递送途径[①]。

2.1.4 微针的种类

根据微针的结构特点，可以分为固体预处理微针、包衣微针、可溶性微针和空心微针四类[②]，如图 2-2 所示，另有新兴的水凝胶微针、冷冻微针，不同类型的微针都有其独特的特性、优点、缺点、应用以及材料类型，具体总结如表 2-1 所示。

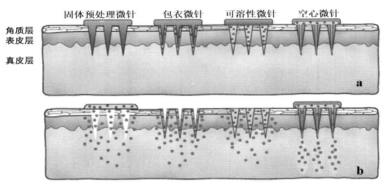

图 2-2　微针给药递送方式

首先将微针刺入皮肤（a），然后实现药物的递送（b）。

---

① 姜建芳, 高建青. 微针在经皮给药及经皮疫苗转运中的应用[J]. 医药导报, 2006, 25（10）, 1082–1085.

②Larrañeta E, Crudden M T, Courtenay A J, et al.Microneedles: A New Frontier in Nanomedicine Delivery[J].Pharmaceutical Research, 2016, 33（5）: 1055–1073.

表 2-1 微针类型概述

微针类型	特点	优点	缺点	应用	材料
固体预处理微针	在皮肤中创建通道，使药物能够到达较低的皮肤层；具有足够锋利和机械强度的针尖	允许更多的药物通过皮肤；制造简单	皮肤损伤和微创针眼需要闭合，以避免感染	药物递送；化妆品	硅；金属；聚合物
包衣微针	携带的药物量较少；具有递送蛋白质和 DNA 的能力	迅速将药物输送至皮肤	易感染	药物递送；疫苗递送	硅；金属；聚合物
可溶性微针	促进大分子的快速释放	无需拔针，方便患者使用	需要专业技术来制造；溶解需要时间	药物递送；疫苗递送；化妆品	聚合物、糖类、纤维素类和蛋白质等
空心微针	可填充药物，可随着时间的推移控制药物释放	可包载大剂量/大量的内容物溶液	针机械强度弱，易泄露和堵塞	疾病诊断；药物递送	硅

（1）固体预处理微针

固体预处理微针又称为固体微针（solid microneedles）、实心微针，其主要由金属材质和非生物降解聚合物等材料制造，如硅和二氧化钛。该微针本身并不携带药物。它们的主要功能是在皮肤上穿刺形成微孔，以创建药物渗透所需的通道。固体微针在药物递送过程中涉及两个主要步骤：首先，利用微针穿透皮肤表面，形成微小的孔道；其次，在移除微针之后，将药物涂抹在穿刺区域，药物随后通过这些孔道被动地渗透进入皮肤。这种递送方式有时被称为"poke and patch"方法。固体预处理微针通常由金属和非生物降解聚合物等材料构成，这些材料因其良好的机械性能而备受青睐。制备固体微针通常需要采用一些较为强力的加工技术，如激光切割、机械加工或化学蚀刻，此外，也可以通过铸造和电镀在主模上的方法来制造。固体预处理微针作为最早开发的微针类型，虽然技术成熟，但也存在一些局限性。其中最突出的问题是，固体预处理微针所形成的微通道会在24小时内因皮肤的自然愈合能力而闭合，这限制了药物作用的持续时间。为了解决这一问题，常用的方法是采用给药部位的密封技术：通过使用塑料薄膜或油性软膏对给药部位进行封闭处理，保持局部环境的湿润和角质层的软化，从而延长微孔道的开放时间，增加药物的渗透时长。相关研究已经证实，密封法可以将微孔道的开放时间维持在48～72小时。此外，如果在给药部位应用非甾体抗炎药物，如双氯芬酸钠，可以进一步将微孔道的开放时间延长至7天。然而，这种方法可能会增加皮肤溃烂的风险，因此在实际应用中需要谨慎考虑。固体微针由于其较高的机械强度，存在一个潜在的缺陷：在使用过程中可能会发生断裂，导致微针的一部分残留在患者体内。这种断针现象不仅给患者带来了安全风险，还可能引起其他并发症。此外，由于个体差异，皮肤对微针穿刺形成的微孔道的愈合过程是动态变化的，这意味着不同患者的微孔道恢复速度和状态可能会有显著差异。这种差异性给药物剂量的精确控制带来了挑战，因为无法确保每个患者都能接收到一致的药物剂量。因此，在药效学和药动学的评价过程中，可能会因此引入误差，影响药物效果的准确评估。

（2）包衣微针

包衣微针（coated microneedles）也被称作涂层微针或表面载药微针，是一种通过将药物涂覆或附着在微针表面来实现药物递送的技术。这种微针在刺入皮肤时，药物会随之溶解并渗透进入皮肤细胞间液，进而被人体吸收。包衣微针特别适合于水溶性药物的递送，因为它能快速释放药物，具有较高的生物利用度，并且便于控制给药剂量，适用于包括小分子和大分子在内的多种药物。此外，包衣微针可以被重复使用，其载药量由包衣的厚度和微针的表面积决定，因而为了确保有效递送，包衣层需要具有足够的稳定性，避免在应用过程中发生脱落。然而，包衣微针也存在一些局限性。首先，它们的载药量相对较低，仅适合于那些所需剂量较小的高分子药物。其次，微针表面的包衣可能会影响针尖的锐利度，这可能会在给药时减少穿透皮肤的效率。此外，由于皮肤的紧密排列和摩擦力，部分包衣上的药物可能会在角质层中滞留，无法穿透到真皮层，从而降低实际的药物递送剂量。为了克服这些挑战，研究人员正在探索不同的包衣材料和方法，以提高包衣微针的载药量和递送效率，同时保持其稳定性和生物相容性。

（3）空心微针

空心微针（hollow microneedles）类似于微米级注射针，其结合了注射给药和透皮给药的双重优势，图2-3展示了国外已上市的空心微针[①]。在这种给药方式中，通常需要外部压力来推动药物溶液通过空心微针的内部孔道，以实现药物在皮肤中的精确定位和释放，从而达到治疗目的。这种方法的一个显著优点在于，通过外部的药液驱动装置，可以精确控制给药速率，并实现药物输送剂量的定量化和精确化。同时，与其他类型微针相比，空心微针适用于生物大分子药物和高剂量药物的递送，近年来在生物大分子药物如疫苗和胰岛素的递送方面展现出巨大的应用潜力。此外，空心微针具有内置腔体，可以作为有效的生物流体收集器，在真皮层和皮肤外层之间的界面上创建透皮流体路径，因而适合于检测领域。

---

① 田霞，王宁，丁江生.空心微针透皮给药技术的研究进展［J］.中国新药杂志，2021，30（2）：119-124.

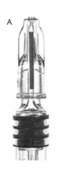 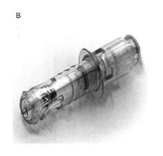 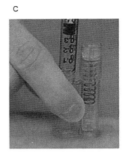

A：Micronjet®； B：Intanza®； C：Debioject™

图2-3 国外上市微针

（4）可溶性微针

可溶性微针（dissolving microneedles）是采用水溶性或生物可降解性材料制成，药物分散于针体，随着针体的溶解，药物释放到皮内。可溶性微针药物递送系统摒弃了传统微针技术中穿刺后移除针体的步骤，它通过在皮肤上形成微孔道后直接溶解并释放药物，从而显著提升了患者的使用便利性和依从性。由于可溶性微针在使用后会自行溶解，因此，简化了给药过程，且无须重复使用，这也有效减少了交叉感染的风险。这种独特的递送方式也被称为"poke and release"。可溶性微针的核心在于其针头材料的开发，普遍采用的聚合物材料包括聚乙烯醇（Polyvinylalcohol，PVA）、聚乙烯吡咯烷酮（Polyvinylpyrrolidone，PVP）、透明质酸（Hyaluronicacid，HA）、右旋糖酐（Dextran，DDex）、壳聚糖（Chitosan，Cs）、海藻酸钠（Sodium alginate，Sa），以及用于微球制造的材料如聚乳酸（Polylactic acid，PLA）和聚乳酸–羟基乙酸共聚物（Poly（lactic-co-glycolic）acid，PLGA）。这些材料通过铸造、热压、注射成型及微塑模技术转化为微针，与其他微针生产方式相比优势明显。当前，可溶性微针已成为微针技术领域的主导趋势，其突出优点在于：能高效传递药物，可精确调节载药量与微针结构，实现药物的可控释放；生产环境温和，确保了药物在制备过程中的稳定状态；选用的可降解、生物相容材料能够有效降低注射部位感染风险，提升了使用的安全性。然而，可溶性微针技术的发展瓶颈主要集中在材料选择上，理想的材料不仅要满足生物可降解性和生物相容性的标准，还需具备足够的力学强度以确保微针能成功穿透皮肤进行给药。展望未来，随着材料科学的不断进步，上述挑战预计将会得到有效克服。

（5）水凝胶微针

水凝胶微针（hydrogel forming microneedles）是由水凝胶聚合基质制成的一种特殊类型的微针，如图 2-4 所示[1]，其制备技术与可溶微针相似，有时被视为可溶性微针的一个子类别。然而，根据其独特的特性和功能，水凝胶微针可以被视为介于空心微针和可溶性微针之间的一种独立类型。在使用水凝胶微针进行给药时，微针阵列会刺入皮肤，然后迅速吸收细胞间质液进入其多孔的网格结构中。这时材料吸收液体后会膨胀，但并不会溶解，膨胀后，水凝胶内部形成了可供药物递送的微孔道，药物随后通过这些微孔道，在组织液的渗透和扩散作用下，被递送进入人体组织。水凝胶微针的独特优势在于其能够通过膨胀来创建药物递送的通道，同时保持结构的完整性，直到药物递送完成。这种方法不仅提高了药物的透皮递送效率，而且由于其生物相容性和温和的递送方式，也提高了患者的舒适度和依从性。随着材料科学和微针技术的发展，水凝胶微针有望在药物递送领域扮演越来越重要的角色。

[1]Turner J G, White L R, Estrela P, et al.Hydrogel-Forming Microneedles: Current Advancements and Future Trends［J］.Macromolecular Bioscience, 2021, 21（2）：1–18.

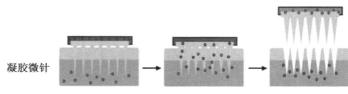

图 2-4　水凝胶微针示意图

凝胶微针

（6）冷冻微针

冷冻微针（cryo microneedles）是香港城市大学（CityUHK）的科学家们近年研发的一种创新微针技术，如图 2-5 所示[1]，其为针尖短于 1 mm 的冷冻微针，针体内装载并存储了活细胞，然后可经皮将具有治疗作用的活细胞递送到皮肤的特定层。在给药过程中，将含有冷冻微针阵列的贴片状装置放置于皮肤上。随后，冷冻微针在接触皮肤后会穿刺进入皮肤，并在脱离装置底座后逐渐融化，从而释放出内部携带的细胞，这些细胞在被释放后能够迁移并最终在皮肤内增殖，从而发挥其治疗作用。同时，该微针技术的一个显著优势是，它允许微针在常规的存储条件下保存数月之久，这极大地简化了运输和使用过程，使得这项技术更加便捷和实用，为细胞治疗提供了另一种简便、安全、高效和微创的发展策略，开启了微针应用于细胞治疗领域的全新时代。

① Chang H, Chew S W T, Zheng M, et al.Cryomicroneedles for transdermal cell delivery [J] .Nature Biomedical Engineering, 2021, 5: 1008-1018.

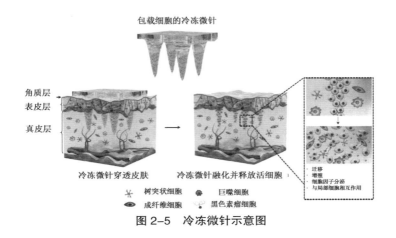

图 2-5　冷冻微针示意图

2.1.5　微针制备方法

不同种类的微针需要采用不同的制备技术，这主要是因为所选材料性质的不同。随着各类技术的发展，能制备微针的材料越来越多，由最早的硅材料到金属再到聚合物材料，能选择的制备技术也从化学蚀刻技术和微机电系统加工技术发展到激光镭射技术和模具注塑技术等。以下将介绍一些目前常用的微针制备方法。

（1）化学蚀刻

化学蚀刻（chemical etching）技术的实质是对光滑平整的材料表面进行微针化处理，该制备过程分为光刻和蚀刻。

光刻是用光线对材料表面进行有选择性地降解处理，包括如下步骤：①在具有一定湿度的氧气中对材料进行高温氧化处理，在材料表面形成薄膜氧化层，薄膜氧化层的厚度就是微针的长度。高温氧化的温度根据材料的理化性质而定，比如硅材料的高温氧化温度为 700 ～ 1 150 ℃。②用光敏剂涂抹薄膜氧化层，再将紫外光线透过光栅对氧化层上涂抹的光敏剂进行照射，接触到紫外光线的光敏剂会发生降解，而未接触到紫外光线的光敏剂依旧在材料表面。③洗去材料表面光敏剂的降解产物，其后的材料氧化层便暴露出来，而未发生降解的光敏剂呈点状分布于材料表面。

经三步完成光刻后，接着进行蚀刻：①移除材料表面的裸露的氧化层，被光敏剂覆盖的部分依旧残留在材料表面，呈针状结构。移除氧化层的方法可采用化学溶解移除，也可以采用物理撞击移除。②用紫外光线对针状结构的针尖部分光敏剂进行降解处理，溶剂洗去降解产物后便可收集微针。以化学蚀刻技术制备微针时，氧化层的厚度决定了针体的长度，光栅的缝隙决定了针体的密度，制备过程较为复杂，且针体多为柱状，针尖不够锋利，因而导致该方法制备的微针对皮肤的穿刺效果不太理想。

（2）微电机系统

微机电系统（Micro-Electro-Mechanical Systems，MEMS）已用于制备固体微针和空心微针，包括材料的沉积、成型和蚀刻。微机电系统加工技术可选用的材料很多，从多晶硅到不锈钢贵金属，从陶瓷到玻璃，都可以用微机电系统加工技术制备成微针。目前的加工技术已能完全满足微针的精度要求，生产过程中全程由计算机程序控制，制备得到的针体的长度和形态可控，并具有良好的重复性，从而保证了微针的均一性。但微机电系统加工技术也有很大的局限性，工艺烦琐复杂，制备过程耗时，成本昂贵，门槛较高。并且，该法制备的微针都是刚性材质，会因为材质过脆而断裂（比如硅材料），也会因为机械性太强而载药量低（比如金属材料）。

（3）激光镭射

激光镭射（Laser Cutting）是通过在材料上直接切割出预定图案，将切割后的直立部分形成微针阵列。这种方法尤其适用于机械强度较高的材料，如金属微针的制备。随着激光技术的不断进步，这种制备方法变得简单且高效，可以根据不同的应用需求，精确控制微针的长度、形状和阵列的密度。与传统的化学蚀刻工艺相比，激光切割技术因其流程简洁而显著降低了生产成本，更易于实现规模化生产。然而，激光切割制备的微针存在一些局限性，由于切割工艺的特性，微针的横截面往往是扁平的，这导致在皮肤中形成的微孔道也是扁平的。这种扁平的微孔道容易闭合，可能会显著影响药物的递送效率。此外，激光切割通常用于制造实心微针，而实心微针相比可溶微针在患者依从性方面存在劣势，后者是当前微针技术发展的主导趋势。

（4）微模塑

微模塑（Micro-Molding）技术包括对主模具进行复制。模具是用含有聚合物和活性药物成分的溶液铸造的。微模塑被认为是一种成本效益高的方法，适用于大规模生产。微模塑通常与聚合物材料一起用于微针的制造。聚二甲基硅氧烷（PDMS）在微模塑技术中具有多个优点，例如成本低、使用方便、表面能低和热稳定性。与这种技术相关的限制包括控制穿透深度不足、药物载荷量较低和聚合物的机械行为较差。

（5）模具注塑

模具注塑（Injection moulding）包括使用注射成型和热压技术制造微针，常用的模具材料包括单晶硅、不锈钢、陶瓷和聚合物材料。图2-6展示了模具注塑制备微针的过程[1]，注射成型的制备过程包括将聚合物材料加热至高温使其熔融，然后注入模具中，待聚合物冷却固化后，从模具中脱模，便可以得到所需的微针；热压技术制备微针涉及将聚合物薄膜插入模具，然后闭合

---

[1]Juster H, Aar B, Brouwer H.A review on microfabrication of thermoplastic polymer-based microneedle arrays［J］.Polym. Eng. Sci., 2019, 59: 877–890.

模具加热加压填充，最后冷却、脱模。模具注塑的成本较低，适用于大规模生产微针。

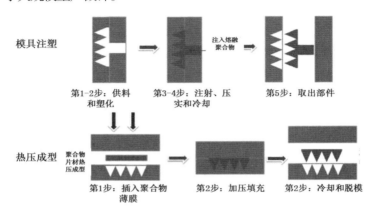

图 2-6　注射成型和热压技术制备微针

（6）鼓风拉丝技术

鼓风拉丝技术（droplet-born air blowing）是一种基于拉伸塑性变形的微针制备工艺，它通过微量点胶技术，在胶板上逐点滴入少量的高分子液体，然后将这些液滴夹持在两块胶板之间，通过调节胶板间的距离，利用高分子材料在拉伸过程中的特性来形成微针的尖端，随后干燥固化成型，这一过程属于点状成型技术，如图 2-7 所示[①]。在拉伸过程中，黏性高分子液滴通过接触拉伸形成微针结构。由于这一制造工艺依赖于黏性流体的拉伸延展特性，因此制成的微针形状无法自由控制。此外，由于工艺限制，这些微针结构难以有效穿刺皮肤。如果过分降低微针的机械强度，它们在穿刺皮肤时容易发生弯曲和断裂。再者，由于皮肤的天然弹性和自我恢复能力，即使微针成

---

① Inyoung Huh, Suyong Kim, Huisuk Yang, et al.Effects of two droplet-based dissolving microneedle manufacturing methods on the activity of encapsulated epidermal growth factor and ascorbic acid［J］Eur. J. Pharm. Sci., 2018, 114: 285-292.

功穿刺，也可能很快从皮肤表面脱离。因此，使用这种工艺生产的微针通常高度较低，在 200 多 μm。该技术的缺点包括：液滴需要逐个点在板上，这在产能扩大时会影响制造速度，并增加成本；微针的形态为下宽上窄的曲面锥状，这种形状限制了微针的强度，同时药物分布不均，超过 75% 的药物集中在锥底较宽的部分，而针尖部分的药物分布比例非常小；形状难以控制，由于制备技术的特性，通常只能制备出曲面锥体形状的微针；对微针载药的配方要求较高，可选择的原料有限，配方变化的灵活性差。

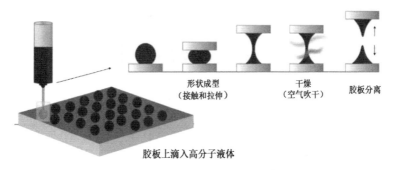

图 2-7　鼓风拉丝制造微针示意图

（7）3D 打印

3D 打印又称增材制造（additive manufacturing），是微针和模具制造的一个新领域。近年来，生物医学设备行业见证了 3D 打印技术在组织工程植入物领域的迅速崛起。3D 打印主要包括两个步骤：第一步是使用计算机辅助设计软件（CAD）设计一个 3D 对象；第二步，将 CAD 模型转换为 STL 文件，以对 3D 形状进行网格化并将其切割成数字层。然后，使用定制的机器软件将 STL 文件传输到打印机，并根据打印参数设置打印机，然后打印机通过融合或逐层沉积适当的材料（例如，陶瓷、液体、热塑性塑料、塑料、光敏聚合物、粉末甚至活细胞等）来构建模型。3D 打印技术包括了熔融沉积建模（FDM）、立体光刻（SLA）、数字光处理（DLP）和双光子聚合（2PP），上述技术均已成功用于微针阵列的制造。这些技术相比传统制造方法具有制备过程简单、低成本、能够制造复杂几何产品等优势，同时，还可以根据需求随时对原始设计进行更改，适用于生产针对特定患者的设备。

2.1.6　微针的应用

微针在不同领域的潜力引起了研究人员、科学家和行业参与者的广泛兴趣，目前微针已应用于经皮递送、疾病诊断和检测、化妆品、医疗美容以及其他拓展领域。

（1）经皮递送

相对于皮肤外用制剂、透皮贴剂、皮下注射等传统经皮给药方式，微针经皮给药具有患者依从性好、疼痛感小等优势，如表 2-2 所示，因而被广泛用于药物的经皮递送。

表 2-2　透皮给药方式比较

	微针	皮肤外用制剂	透皮贴剂	皮下注射
性状和使用场景	具有几百微米的类似注射针头的空心或实心针的阵列	溶液、酊剂、醑剂、粉剂、洗剂、油剂、乳剂、软膏、糊剂、硬膏、涂膜剂、凝胶、气雾剂等	可贴于皮肤上，药物经皮肤吸收产生全身作用或局部治疗作用的薄片状制剂	通过常规针头进行注射给药
起效	迅速	慢	慢	迅速
疼痛感	不明显	无	无	明显
生物利用度	良好	较差	较差	良好
患者依从性	良好	良好	较差	差

续表

	微针	皮肤外用制剂	透皮贴剂	皮下注射
自行给药	是	是	是	否
机制	药物穿过角质层直接递送至表皮层或真皮层	通过角质层被动渗透	通过角质层被动渗透	药物直接被递送至真皮层

①小分子药物

在小分子药物递送的研究中，普遍的方法是使用微针来预先处理皮肤，从而有助于提高药物成分穿透皮肤的能力。因为许多需要全身作用的药物剂量相对较大，这使得它们难以被直接附着或装入微小的微针中。不过，可以通过一个"两步走"的方法来解决这个问题：首先利用微针在皮肤上制造微小的通道，然后在这些通道上敷上药贴，让药物成分通过这些通道在较长时间内逐渐渗透到皮肤里，从而实现较大剂量药物的递送。此外，相较于大分子药物，小分子药物由于其较大的扩散系数，能够更轻松地穿过皮肤屏障。因此，在实际应用中，许多小分子药物的给药都采用了先通过微针预处理皮肤，再进行药物递送的策略。

目前，这种微针预处理技术已成为小分子药物递送领域中的一项重要技术。微针用于小分子标记化合物的递送，使用微针在皮肤上制造微小通道后，钙黄绿素（分子量为 623 Da）的渗透性可以提高超过 1 000 倍，如果微针插入后不立即移除，渗透性增加甚至可以达到 10 000 倍。后续的研究发现，使用较短的微针（70 ~ 80 μm）预处理皮肤，可以增强加兰他敏（分子量为 287 Da）的透皮吸收。此外，研究者还探索了利用弹性脂质体作为载体，通过微针预处理的皮肤增加多西紫杉醇的递送量。使用微针贴片后，纳曲酮在血浆中的水平显著升高，并能持续作用 3 天。在局部光动力疗法中，通过微针预处理的皮肤递送 5- 氨基乙酰丙酸或其甲酯，与未经微针预处理的皮肤相比，可以显著增加药物诱导的光敏剂原卟啉Ⅸ的产生[①]。

综上，微针预处理技术在小分子药物递送中发挥着重要作用，不仅提高了药物的透皮吸收效率，还为药物递送领域带来了新的研究和应用前景。

②生物大分子药物

生物治疗药物一般包括肽类、蛋白质、DNA 和 RNA 等生物大分子药物，在传统给药方式中面临多种挑战，因为它们难以通过口服或皮肤吸收。通常，这些药物需要通过皮下注射的方式进行给药，但这种方式不仅疼痛，而且安全性和便利性都有待提高。微针为生物大分子的递送提供了一种替代方案，它能够以更小的痛感、更高的安全性，以及更易于患者自我操作的方式进行药物递送。由于这类生物治疗药物所需的剂量较小（通常为微克级别），许多药物可以直接涂覆在微针表面或封装在可溶解的微针内部。微针的细小尺寸意味着能够直接在其上或内部递送的药物量通常限制在微克级别，尽管理论上也可以考虑使用低毫克级别的剂量。这种创新的微针递送方式，有望为患者提供更为舒适和便捷的治疗选择。

胰岛素无疑是利用微针技术递送的生物大分子治疗药物的焦点。它已经与多种微针设计相结合，经过了广泛的研究，并成功地从动物模型转移到了人体试验。在早期的实验中，研究者通过将固体微针压入糖尿病大鼠的皮肤，作为给药前的一个预处理步骤，这一策略在提升胰岛素的递送效率和降低血糖方面取得了显著成效。此外，滚筒微针的使用为胰岛素的后续递送提供了便利，这种方法也被证实能有效降低血糖水平。这些

①Juster H, Aar B, Brouwer H.A review on microfabrication of thermoplastic polymer-based microneedle arrays [J].Polym. Eng. Sci., 2019, 59: 877-890.

发现为微针技术在疼痛较小、更为安全、便于患者自行操作的糖尿病管理中的潜在应用铺平了道路。在小鼠、糖尿病大鼠和狗等动物模型上，包裹胰岛素的可溶解微针技术已经得到了广泛而深入的研究。该技术不仅能够稳定地封装胰岛素，而且还能够通过高效的递送机制显著降低血糖水平。空心微针技术在胰岛素递送方面发挥了重要作用。在早期的研究中，已经证实了胰岛素可以通过空心微针在糖尿病大鼠的皮肤中有效扩散，尽管后续研究更加重视主动输注胰岛素溶液的策略，即将微针用于实时监测血糖，并根据血糖变化主动注射胰岛素，以模拟人体胰岛素的分泌。用于向 1 型糖尿病受试者输送胰岛素的临床试验显示，与传统的皮下导管相比，微针技术不仅被受试者认为疼痛感更低，更易于接受，而且在药代动力学上具有显著的优势：基于微针的皮肤胰岛素输送能够使其药代动力学效率提高近两倍，这可能有助于更有效地控制餐后血糖水平。在更广泛的 1 型糖尿病患者群体中的研究结果显示，皮内胰岛素输送不仅可以促进更快的胰岛素吸收，而且相较于皮下注射，它能够更迅速地发挥作用，对控制血糖产生积极的影响。这种加速的药代动力学特性被认为归功于皮肤中蛋白质药物的快速淋巴吸收和有效分布，为糖尿病治疗提供了一个有前景的新途径。

微针技术在动物模型中已成功应用于多种生物大分子药物的递送。可溶解性微针技术显示出其在递送各类药物方面的潜力，包括促红细胞生成素（EPO）、低分子量肝素、醋酸亮丙瑞林、去氨加压素以及人生长激素。包衣微针也被用于递送去氨加压素、鲑鱼降钙素和甲状旁腺激素（PTH 1–34）。

微针技术在基因治疗领域也展现出巨大潜力，特别是在质粒 DNA 和 siRNA 的递送方面。通过微针预处理皮肤后，质粒

DNA 被成功递送到活体人皮肤细胞中,并实现了稳定表达[1]。此外,利用包被和溶解的微针技术,研究人员已成功将编码绿色荧光蛋白(GFP)和荧光素酶的质粒 DNA 递送到小鼠的脚垫中[2]。在转基因报告小鼠模型中,溶解微针递送的 siRNA 有效地沉默了目标报告基因的表达[3],这一成果为基因沉默技术的应用提供了新的思路和方法。

这些进展表明,微针技术不仅能够促进生物大分子的透皮吸收,还能在基因层面调控细胞功能,为未来的精准医疗和个性化治疗开辟了新的道路。

(2)疫苗递送

目前,大多数疫苗的接种依赖于传统的注射方式,这不仅要求有专业的医疗人员进行操作,而且对整个供应链有着较高的依赖性。这种方式不仅容易导致资源浪费,还会产生有害的医疗废物。这些因素共同推高了疫苗接种的成本,并增加了在发展中国家推广疫苗接种的难度。因此,开发更为简便、经济、可持续的疫苗接种方式,对于全球公共卫生事业具有重要意义。

经皮免疫(transcutaneous immunization)为疫苗的接种提供

---

[1]M. Pearton, C.Allender, K. Brain, et al.Gene delivery to the epidermal cells of human skin explants using microfabricated microneedles and hydrogel formulations[J].Pharm. Res., 2008, 25:407-416.

[2]E. Gonzalez-Gonzalez, Y.-C. Kim, T.J. Speaker, et al.Visualization of plasmid delivery tokeratinocytes in mouse and human epidermis[J].Sci. Rep., 2011, 1:158.

[3]E. Gonzalez-Gonzalez, T.J. Speaker, R.P. Hickerson, et al.Silencing of reporter gene expression in skin using siRNAs and expression of plasmid DNA delivered by a soluble protrusion array device (PAD)[J].Mol. Ther., 2010, 18:1667-1674.

了新思路，其可以作为替代传统疫苗注射接种的一种新途径[①]。皮肤是人体与外部环境相互接触的首要器官，也是人体的最大免疫器官，其能够使人体对抗外界破坏，也是激发体内免疫应答的天然屏障。人体的皮肤可分为三层：最外层为角质层，厚度为 10 ～ 15 μm，由致密的死细胞角质细胞组成，是阻止外源性抗原进入体内的重要物理屏障，也是药物输送的主要障碍；第二层为表皮层，厚度为 50 ～ 1 000 μm，有免疫活性细胞定居其间，是防止外源性抗原进入机体的重要免疫屏障，其间还含有少量的神经组织，没有血管；第三层为真皮层，是皮肤的主要组成部分，其间定居有大量的免疫细胞，如 CD1$^+$ 和 CD4$^+$ 树突状细胞，分布有神经与血管，即在表皮和真皮层都存在表皮层有角质形成细胞（KC）、朗格汉斯细胞（LCs）及上皮内淋巴细胞等免疫细胞，如图 2-8 所示。其中角质形成细胞是一种特异的内皮细胞，表达组织相容性复合体（MHC Ⅱ）类分子，具有抗原提呈和分泌细胞因子的作用。经皮免疫的主要机制为朗格汉斯细胞摄取和处理透过角质层侵入机体的抗原，然后通过输入淋巴管迁移至局部淋巴结，发育成熟成为具有强抗原提呈能力的并指状细胞，将抗原提呈给辅助性 T 细胞，从而调节细胞毒性 T 淋巴细胞（CTL）的发育、B 淋巴细胞抗体的产生或巨噬细胞的激活，进一步地引发体液和细胞免疫应答 1，即如果抗原能够有效地传递至表皮层的朗格汉斯细胞，经皮免疫就能够引起有效的免疫反应。

---

①Engelke L, Winter G, Hook S, et al.Recent insights into cutaneous immunization: How to vaccinate via the skin[J].Vaccine, 2015, 33（37）: 4663-4674.

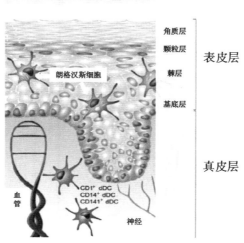

图 2-8　皮肤抗原提呈细胞的分布情况

　　微针技术因其适用范围广，对药物的极性、分子量、渗透系数、熔点等都没有限制，因而采用微针进行疫苗接种引起了广泛关注，它不仅有望简化疫苗的分发流程并提高患者的依从性，其还能够直接靶向皮肤进行疫苗接种。微针能够将疫苗递送到具有丰富免疫细胞的皮肤层，相对于传统疫苗通过注射器注射到肌肉，其会产生更好的免疫效果。而且固体形态的微针装载的药物能够在室温下保存，无须低温保藏，大大降低了运输和存储成本。目前的研究中，微针已经可用于减毒疫苗、灭活疫苗、亚单位疫苗和 DNA 疫苗等[①, ②]，各大企业和研究机构也在该领域进行了大量研究，是目前疫苗递送的热点研究方向。

---

　　① Yeu C K, Jung H P, Mark R P.Microneedles for drug and vaccine delivery ［J］.Advanced Drug Delivery Reviews, 2012, 63: 1547–1568.

　　② Eneko L, C T M M, Aaron J.Courtenay, et al. Microneedles: A New Frontier in Nanomedicine Delivery［J］.Pharmaceutical Research, 2016, 33（5）: 1055–1073.

（3）疾病的诊断和检测

除了用于药物传递，微针还被开发用于诊断目的的生物传感器。根据穿透皮肤的深度，它们可以用于提取间质液和血液。此外，微针还可以在皮肤内用作电极。微针设备可以通过简单的贴片方式施加在皮肤上，也可以借助手持式施用器进行施用。主要的传感器类型包括电子传感器、电化学传感器、光学传感器和拉曼传感器。这些不同类型的传感器结合微针技术可以实现生物传感应用，包括葡萄糖检测、药物监测以及多重生物标志物的同时分析。

由于微针生物传感器可用于采集和分析浅层、深层体液，因而它们可以实时监测和检测间质液和深层体液中的药物、生物标志物，例如血液中的葡萄糖含量、pH 值、体内钾离子、过氧化氢含量等，从而可用于糖尿病管理、帕金森疾病的多巴胺检测等疾病检测。微针相对于传统方法，减少了疼痛感，收集血液样本更便捷，目前已有设备在进行临床测试。同时，由于微针物传感器可以直接插入肿瘤微环境或感染部位进行局部检测，例如检测黑色素瘤时使用的酪氨酸酶、诊断皮肤癌时使用的乳酸，以及在 COVID-19 等传染病检测中使用的抗体，通过与这些生物标志物的特异性相互作用，微针传感器能够检测到微小的变化，为医生提供快速且准确的诊断数据。

随着生物传感技术和微纳制造技术的发展，微针传感器的灵敏度和特异性有望进一步提高，其在医学诊断领域的应用前景将更加广阔。未来，微针传感器可能会成为疾病早期发现和治疗监测的重要工具，为提高疾病治愈率和患者生活质量做出贡献。

（4）化妆品、医疗美容

微针在化妆品、医疗美容领域的应用，得益于其两项独特性能：首先，微针能激活表皮细胞与胶原蛋白再生，有效改善疤痕、皱纹、皮肤松弛状况，增强皮瓣存活率，激发细胞新生，并加速创面愈合过程；其次，微针凭借其微孔形成能力或直接传递机制，能够将特异性药物、营养成分乃至电能精准输送到皮肤深层，在疤痕修复、减少皱纹、改善肤质、局部麻醉等方面展现出显著效果。因此，利用微针的经皮给药特性，通过微针递送活性美容物，根据活性美容物的功效，实现抗皱、美白、祛斑、治疗脱发、祛除妊娠纹等各种美容应用。尽管存在少数不良反应报告，微针疗法仍以其微创、快速恢复及并发症较少等优势，而在医美界广受青睐。

1999 年，Dermaroller® 作为第一款用于医疗美容的微针产品在欧洲上市，如图 2-9 所示，其为圆柱形滚轮微针，滚轮表面均匀覆盖着实心金属微针，针长范围从 0.2 mm ～ 2.5 mm 不等。这种设计中的短针款式特别考虑到了家庭用户的便利性，旨在改善皮肤质感；而长针款式则专为专业诊所设计，用于治疗疤痕和色素沉着等问题。Dermaroller® 凭借其创新性和有效性，已经遍布全球，成为美容和皮肤治疗领域的国际知名品牌。日本 Cosmed Pharmaceuticals 公司开发的 MicroHyala® 是第一款成功上市的可溶性微针产品，其是含有透明质酸的可溶性微针，使得透明质酸在皮肤释放，用以抗皱，如图 2-10 所示[①]，该产品 2008 年推出，目前仅在日本销售。Nanomed Skincare 公司的 Liteclear® 用于治疗痤疮，其是使用固体硅微针预处理皮肤，然后局部应用活性剂，如图 2-11 所示。

---

①A. Rohan S. J. Ingrole, et al.Trends of microneedle technology in the scientific literature, patents, clinical trials and internet activity〔J〕, Biomaterials, 2020, 267: 120491.

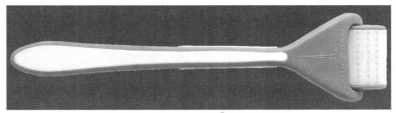

图 2-9　Dermaroller® 滚轮式微针

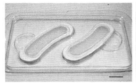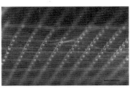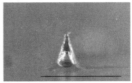

图 2-10　MicroHyala® 可溶性微针贴片

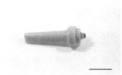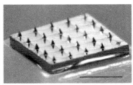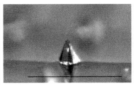

图 2-11　Liteclear® 痤疮治疗微针

　　微针技术在医疗美容领域的另一个重要应用是植发，该技术在 2017 年世界植发大会（ISHRS）上获得了推荐。微针植发使用的是空心微针，与传统的植发技术相比，微针植发使用的微针孔径较小，直径范围在 0.6 mm～1.0 mm，可以根据个人头发的粗细进行调节。在植发手术中，将分离出的毛囊放置于微针植发笔的尖端槽位中，利用笔内自动弹簧装置将毛囊直接推送至皮下组织。这种方法在形成毛孔通道的同时，能够显著减少创伤面积，与传统植发方法相比，微针植发的创口面积可减少约三分之一。由于微针植发造成的创伤较小，患者的恢复时间也相应加快，有的情况下，患者可以在手术后 24 小时内进行清洗。此外，微针植发在种植精度和密度上都有显著提升，并且可以灵活控制毛囊的植入方向，使得新生的头发生长方向更加自然，效果更为理想。微针植发技术因其微创性、高密度和自然性，正逐渐成为植发领域的新趋势，为脱发患者提供了一个更为有效和美观的治疗方案。

微针也常与其他光电类医美项目结合，微针射频治疗是将交流电和微针载体结合的新型治疗方法。通过合适的射频能量刺激胶原再生，促使胶原收缩，起到改善皮肤微循环的作用。微针射频法还可用于治疗颈纹，该方法可作用于真皮层及脂肪层，微针射频通过刺激胶原蛋白收缩，达到无创、紧肤及塑形的效果。与此同时，微针射频疗法还被应用于面部凹陷型痤疮瘢痕、皱纹眼袋、妊娠纹及面部抗衰治疗等方面。微针射频产生的机械刺激可激发皮肤自我修复功能，使患者症状得到明显改善，并在治疗过程中通过在皮肤上形成微型孔道，提高药物透皮吸收量，减轻患者疼痛感，使患者接受程度提高。

（5）其他领域

单独的中空微针已经在细胞内注射领域应用了几十年，它们在生物科学实验室、动物克隆和临床医学（例如体外受精）中发挥了重要作用。这种技术通常使用手工拉制的玻璃微管，微管在显微镜的辅助下可精确地插入单个细胞，从而实现蛋白质、DNA、精子或其他材料的胞质内或核内注射。为了提供一种替代方案，研究人员开发了一种新型的纳米针，这种纳米针的直径为 $200 \sim 300 \ nm$，长度为 $6 \sim 8 \ \mu m$，它们是通过改良原子力显微镜（AFM）的尖端制成的，用于细胞穿透和物质递送。通过在纳米针表面固定 DNA 分子，研究人员成功地将 DNA 递送到人类干细胞和癌细胞中，并实现了其表达。此外，这种纳米针也被改造成能够感应细胞内 mRNA 或类胰岛素生长因子 II 的传感器。纳米针的另一种形式是由单根多壁碳纳米管（MWCNT）制成，这些纳米管可以安装在 AFM 尖端、玻璃微管或宏观针上。利用这种方法，黏附在纳米管表面的量子点可以被有效地递送到人类细胞中。同样，通过 MWCNT 的中空通道，流体和纳米粒子也可以被递送。为了提高递送效率，微针阵列技术被开发出来，以实现对细胞的高通量递送，这与传统的单细胞递送方法不同 [①]。在一项早期研究中，线虫被允许在一个涂覆有 DNA 的微针阵列上移动，微针穿透线虫的角质层，从而实现对线虫细胞的转染。实验结果显示，大约 8% 的后代表达了外源基因。同样，微针阵列也被用于将前列腺癌细胞层压入含有小荧光标记化合物钙黄绿素的溶液中，这导致了钙黄绿素在高细胞存活率下被细胞内摄取。此外，研究人员还开发了中空微针阵列，用于细胞内注射。

2.1.7　微针上市产品

微针技术因其在患者中的高接受度而受到市场的广泛欢迎，这不仅促进了更多的产品进入市场，还降低了创新成本，推动了微针市场的快速增长。该领域的快速发展从每年不断增加的关于微针的学术出版物和专利数量中可见一斑。在过去 20 年中，科研人员一直在努力将科学研究成果转化为临床应用。从实验室研究到商业化的初步尝试，在美国已经完成的临床试验数量上有所体现。据估计，到 2025 年，全球透皮给药市场的市值将达到 955.7 亿美元（商业报道）。目前上市的微针多用于医美行业，Dermaroller® 是德国 DermaIndia 公司研发一种采用滚轮式设计的微针，用于预防和治疗皮肤皱纹、红斑、水肿、色素沉着和疤痕等问题，该产品提供 0.2 mm、0.5 mm、1.0 mm 和 1.5 mm 等不同规格的针体长度，用户可以根据皮肤状况选择

---

① Yeu-Chun Kim, Jung-Hwan Park, Mark R. Prausnitz.Microneedles for drug and vaccine delivery [J].Advanced Drug Delivery Reviews, 2012, 64: 1547-1568.

合适的针长。此外，Dermaroller® 还可以与其他配套产品配合使用，以获得更好的效果。

尽管在医美行业上市微针设备较多，但是目前市场上尚未出现含有微针的药物或蛋白质产品，表 2-3 列出了一些上市的药物可用的微针设备，展示了微针技术在给药领域的应用潜力和多样性。Valeritas 公司推出的 V-Go 是一款专为成人 2 型糖尿病患者设计的一次性小型胰岛素注射设备，其本质是一种空心微针。V-Go 需要连续 24 小时固定在皮肤上以按需注射胰岛素，该设备能够预设基础胰岛素注射速率，例如 0.83 U/h、1.25 U/h 或 1.67 U/h，分别对应 24 小时内注射 20 单位、30 单位或 40 单位的胰岛素（单位用 "U" 表示）。如果患者需要更多的胰岛素，V-Go 还允许在基础速率之上，实时增加胰岛素的注射量。美国 Becton Dickinson 公司推出的 Soluvia™，其本质上是一种微针注射器。与传统注射器相比，Soluvia™ 的针体长度仅为 1.5 mm，远短于普通注射器 25～40 mm 的针头，该产品的容量上限为 130 μL。由于其给药过程不会触及神经，因此几乎无痛或痛感较轻。Soluvia™ 设计为一次性使用，但也可用于同一患者的多次注射。由于其给药剂量有限，Soluvia™ 通常用于递送蛋白质类生物制品，如生长激素、干扰素、胰岛素、促红细胞生成素和疫苗等。此外，它还适用于递送高活性的小分子药物，包括吗啡、美洛昔康和抗肿瘤药物等。2024 年 4 月 24 日，广州新济药业提交的盐酸右美托咪定微针贴剂临床申请已获批准，正式进入临床试验阶段，这是国内首个药物微针获得临床许可。从产业进步的角度来看，新济药业的盐酸右美托咪定微针贴剂获得临床试验批准，不仅标志着我国微针技术的发展已经与世界先进水平接轨，也预示着我国在微针药物递送技术领域迈入了一个崭新的发展阶段。

表 2-3 已上市的药用微针设备

企业	上市产品	特点
Valeritas Inc.	V-Go	一次性胰岛素递送装置
Zosano pharma Inc.	Adhesive Dermally Applied Microarray（ADAM）	用于递送佐米曲坦
Sanofi Pasteur	Fluzone®	用于真皮注射季节性流感疫苗
Debioject	DebioJect™	这种微针可以连接到任何标准注射器，以确保微针完全穿透皮肤
Becton Dickinson	Soluvia™	用于疫苗接种的中空微针产品
NanoPass Technologies	MicronJet™	一种一次性微针的设备，用于皮内递送药物、蛋白质和疫苗
Nano BioSciences	AdminPatch® Microneedle Arrays	通过在透皮贴剂层压中设置微针以连续递送药物

2.2 微针技术的专利分析

2.2.1 微针技术的专利申请趋势

通过 INCOPAT 检索发现，截至 2024 年 04 月 25 日，近 20 年来涉及微针的全球和中国专利申请量如图 2-12 所示。从图中可以看出中国和全球在该领域呈现出相似的增长趋势，全球申请量在 2013 年之前一直处于缓慢增长的状态，2014 年起，该领域的申请量突破 200 项/年，之后申请量快速增长，标志着该领域进入快速发展期。到了 2021 年和 2022 年，年申请量已大于 700 项，而 2023—2024 年下降的原因是 2022—2024 年申请的专利并未完全公开。在国内，2001 年前，该领域的年申请量仅为个位数，这是因为国外申请人未在中国进行大规模布局以及国内该领域的技术尚处于萌芽阶段，2015 年该领域的年申请量首次突破 100 项，一部分原因是国外申请人开始在中国布局，另一方面是国内申请人开始关注该领域，微针技术开始发展。2015 至 2019 年间，该领域的申请量处于稳步增长状态，表明该领域进入了初期发展阶段，2019 年之后，申请量激增，说明该领域在国内进入了快速发展阶段。同样的，2023—2024 年的申请量下降的原因是 2022—2024 年申请的专利并未完全公开。

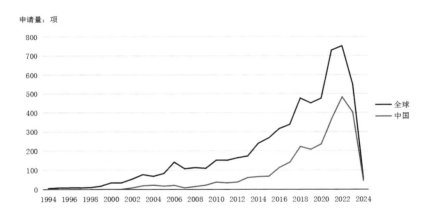

图 2-12　微针技术专利申请趋势

2.2.2　微针技术的申请人地域分布

（1）全球申请人地域分析

图 2-13 展示了微针技术的专利申请人地域的分布情况。在全球范围内，中国以 2 211 项专利申请位居榜首，紧随其后的是位列第二至第四位的美国、日本和韩国，这四个国家的申请总量占到了全球申请量的 50% 以上，远超其他国家。这表明，中国、美国、日本和韩国是微针技术的主要市场。全球申请人

中，中国申请人的占比高达 36.0%，美国申请人占比 24.8%，韩国和日本分别占比 16.4% 和 10.7%，如表 2-4 所示。这显示了中国、美国、日本和韩国是微针技术的主要技术输出国。进一步分析中国专利的申请人的国籍情况，表 2-5 显示，中国的申请人占比高达 87.7%，这一比例远远超过了其他国家的申请人，可见，中国微针技术的专利申请总量之所以能够实现显著增长，主要得益于国内申请人的积极推动。尽管微针技术在中国起步较晚，但国内申请人对该领域展现出了浓厚的研发兴趣和热情，从而使得微针技术后来居上，为该技术在国内快速发展注入了强劲动力。总体来看，中国在微针技术领域的专利申请活跃度和增长速度，凸显了国内企业和研究机构在推动技术创新和知识产权保护方面的重要作用。这一趋势预示着中国在微针技术领域的发展潜力巨大，未来有望在全球范围内继续扩大其影响力和竞争力。

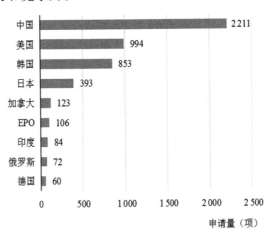

图 2-13　全球申请人地域分布

表2-4　全球专利的申请人国别分析

申请人国家/地区	占比	申请量（项）
中国	36.0%	2 246
美国	24.8%	1 569
韩国	16.4%	1 023
日本	10.7%	666
德国	2.0%	125
其他	10.1%	630

表2-5　中国专利的申请人国别分析

申请人国家/地区	占比	申请量（项）
中国	82.3%	2 203
美国	6.0%	161
日本	5.0%	133
韩国	2.6%	69
德国	1.2%	31
其他	2.0%	79

（2）中国申请人省市分布

进一步深入分析微针技术在中国的专利申请情况，如图2-14和表2-6所示。广东省的专利申请量遥遥领先，共计735项，占据了总申请量的20.3%。其次，学校和科研机构作为申请人的参与，凸显了学术界在推动该领域发展中的关键作用；而公司和企业的参与，则展示了技术向商业应用转化的潜力和市场对该技术的高度关注。中山大学、优微（珠海）生物科技有限公司、广州纳丽生物科技有限公司（陈彦彪）、广州新济薇娜生物科技有限公司以及广州新济药业科技有限公司等主要申请人的活跃表现，不仅体现了该地区在微针技术领域的研发实力，也反映了其商业化水平和市场关注度。紧随其后，江苏、北京、浙江和上海也表现出对微针技术的高度兴趣，占比分别

为 12.8%、11.7%、9.3%、9.3%。这些地区发达的经济和沿海的
地理位置，为微针技术的研发和商业化提供了肥沃的土壤。然
而，内陆地区如湖北、四川和陕西，虽然也有申请人关注微针
技术，但数量相对较少，显示出微针技术在上述存地区存在一定
的发展潜力。可见，微针技术在中国的发展呈现出明显的地域性
特征，主要集中在经济较为发达地区和东部沿海地区。这一现象
提示我们，未来在推动微针技术进一步发展和普及时，需要考虑
地区间的平衡发展，同时激发内陆省份在该领域的创新活力。

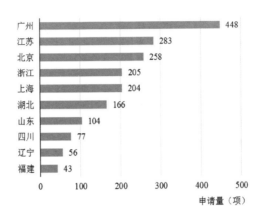

图 2-14　国内申请人地域分布

表 2-6　排名前十的国内申请人省（市）分布

申请人省（市）	占比	申请量（项）
广州	20.3%	448
江苏	12.6%	283
北京	11.7%	258
浙江	9.3%	205
上海	9.3%	204
湖北	7.5%	166

续表

申请人省（市）	占比	申请量（项）
山东	4.7%	104
四川	3.5%	77
辽宁	2.5%	56
福建	2.0%	43

2.2.3 微针类型分析

微针一般可分为固体微针、包衣微针、可溶性微针、空心微针及其他类型微针，图 2-15 清晰地展示了这些微针申请量占比情况。在这些类型中，可溶性微针以约 37% 的占比位居榜首，其数量远超其他类型的微针。其次是包衣微针、空心微针和固体微针，分别占比 13%、12% 和 11%。可以看出，可溶性微针是最热门的微针类型，其数量远超其他类型的微针，这一现象表明了可溶性微针因其在生物相容性、安全性、药物载荷能力和生产成本等方面相较于其他类型的微针具有显著优势，而成为最受欢迎的微针。值得注意的是，约有 27% 的专利申请并未明确归入上述典型分类，或涵盖了其他新颖的微针设计，这一部分同样反映了微针技术领域的多元化和持续创新。

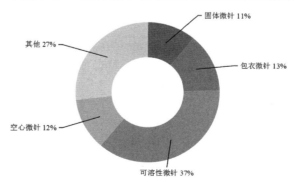

图 2-15 微针类型分析

　　进一步分析 2011 年至 2022 年不同种类微针的申请情况，如图 2-16 所示。可以看到在 2011 年至 2014 年间，各类微针的年申请量相对均衡，均在 50 项左右，表明不同类型的微针技术平衡发展。然而，自 2015 年起，可溶性微针的申请量开始显著增长，2018 年更是迎来了爆炸性增长，目前这一趋势仍在持续，表明可溶性微针已成为当前微针技术的主流。与此同时，固体微针、涂层微针和空心微针的年申请量虽然保持稳定，但并未出现显著增长，显示出这三种技术目前处于一个平稳发展的状态。接下来，我们将深入探讨每种微针类型独有的技术特性和应用潜力。

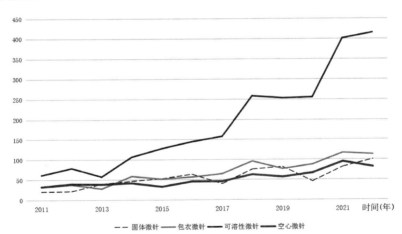

图 2-16　2011-2022 年不同类型的微针申请趋势

　　（1）固体微针专利技术分析

　　固体微针（solid microneedle）是具有锥形尖端的不含药物的微米级阵列，其能够穿透角质层，为后续药物应用创建微通道/孔，通常由金属、硅和陶瓷制成，主要用于皮肤的预处理。在经皮递送时，固体微针首先刺在皮肤上产生微通道，然后施用活性成分疫，活性成分通过微通道递以被动扩散的方式被皮肤吸收。固体微针的申请人较分散，如图 2-17 所示，各个申请人的申请量均不大，日本凸版印刷株式会社、韩国 LG 集团、中山大学和美国佐治亚理工学院研究公司为主要申请人，分别有 23 项、20 项、19 项和 17 项专利，北京化工大学、RAPHAS 公司和韩国延世大学产学研合作基金以 11 项专利并列第 10 位。日本凸版印刷株式会社中的微针技术主要在于固体微针的制造，包括通过离子蚀刻法利用蚀刻掩模和基板之间的蚀刻速率之差将基板加工成针状，然后以此为原版使用电镀金属树脂或陶瓷进行转印；使用照射飞秒激光束来制造母模，通过相对于母模进行转录模制来生产微针阵列。中山大学的主要发明人是蒋乐伦教授，其专利申请主要是以固体微针为基础，结合基于离子导入以实现大分子液体药物无痛、长效、按需、可控经皮释放，有望实现病人居家药物自我管理。

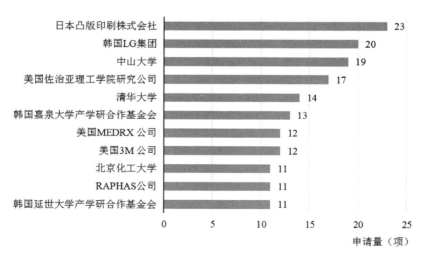

图 2-17 固体微针主要申请人

　　固体微针的制造过程中，重点在于通过精心选择材料和设计几何形状来确保微针具备足够的机械强度，并依靠尖端的锋利度来降低插入组织所需的力量。目前，固体微针的制作采用了多种材料，包括但不限于硅材料、不可降解聚合物［如光刻胶环氧树脂 SU-8、聚甲基乙烯基醚马来酸（PMVE/MA）、聚碳酸酯和聚甲基丙烯酸甲酯（PMMA）的共聚物］、生物可降解聚合物［如聚乳酸－羟基乙酸共聚物（PLGA）、聚羟基乙酸（PGA）和聚乳酸（PLA）］、水溶性化合物（例如麦芽糖）、金属（包括不锈钢、钛、钽和镍）以及陶瓷材料。这些不同材料在专利申请中的分布情况如图 2-18 所示。从图中可以明显看出，不可降解聚合物是当前固体微针最常用的材料。这类材料可以通过光刻技术，利用光学固化的聚合物来制造微针。特别是，紫外线固化的 SU-8 聚合物已被广泛用于微针的制造。通过在玻璃基板上使用微透镜和基板的倾斜旋转组合，紫外线逐渐通过 SU-8 层变细，制造出具有锋利尖端的微针结构。然而，与硅和金属相比，紫外线固化的聚合物在机械强度上仍有不足，因此它们更多地被用作制造模具的基础框架。常规的制造过程包括将有机硅材料（如聚二甲基硅氧烷，PDMS）浇注在微针的原始模型上，待其通过紫外线固化后，形成一个精确的负向模具。硅和可降解聚合物的使用也较为普遍，而钛、不锈钢、镍和陶瓷材料的使用相对较少。通常，硅微针可以通过蚀刻法来制造，其中湿法蚀刻在成本控制上具有优势，能够有效降低成本。然而，湿法蚀刻的局限性在于微针的几何结构会受到 KOH 蚀刻剂沿晶体面特定方向选择性侵蚀的影响。为了克服湿法蚀刻的这一固有限制，可以采用综合策略，即结合不具方向性的干法蚀刻和具有方向特异性的湿法蚀刻技术，以实现更灵活且精准的微针结构制造。

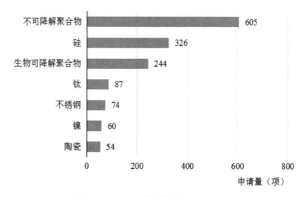

图 2-18 固体微针材料分析

（2）包衣微针专利技术分析

包衣微针（coated microneedles）包括一个锋利的、实心的微针结构，以及涂有活性化合物和水溶性非活性赋形剂的固体薄膜。这些水溶性赋形剂的角色至关重要，它们不仅在微针的涂层过程中起到辅助作用，还有助于涂层在与皮肤接触后迅速脱落。图 2-27 展示了包衣微针向皮肤输送药物的完整过程，当这种药物涂层微针被插入皮肤时，涂层会与存在于皮肤组织中的间质液相遇，间质液中的水分会作用于微针涂层中的水溶性赋形剂，促使它们溶解，从而触发涂层从微针表面脱离。涂层脱落的速度取决于赋形剂在水中的溶解度，这个过程可能在几秒到几分钟内完成，其关键在于涂层必须在微针从皮肤中移除之前脱落，留在皮肤上的残留物则可以随后逐渐溶解。包衣微针的应用不仅局限于皮肤，它们还能够将药物递送到其他组织，例如眼睛、血管组织和口腔。这种技术的灵活性和有效性使其在多种药物递送场景中展现出巨大的潜力。

图 2-19 展示了包衣微针的主要申请人。久光制药株式会社以 33 项包衣微针专利申请排名第一，3M 公司以

29项专利申请紧随其后，之后是美国佐治亚理工学院研究公司，仅排名前三的申请人的专利数量超过了20项。久光制药株式会社的主要技术涉及：①包衣微针的制备（WO2008139648A1），将具有多个孔的掩模板固定到框架结构上，并通过刮刀将包衣液体涂覆在掩模板上，以用包衣液体填充孔，再将微针插入孔中，以制备包衣微针，从而保证为微针可以被高效、准确地涂覆；②包衣微针包衣材料筛选（WO2009051147A1），其涉及的包衣材料为卡拉胶、羟丙基纤维素或透明质酸的一种或多种以实现均匀的涂层；③包衣微针用于疫苗的递送，例如将包衣微针用于递送流感疫苗（WO2010001671A1）、日本脑炎疫苗（WO2010013601A1）、乙型脑炎疫苗（WO2014126104A1）；④包含包衣针的给药装置（WO2012046816A1、WO2013015136A1、WO2013038890A1、WO2014097837A1、WO2015068702A1、WO2015115420A1）。3M公司的包衣微针是以固体微针为基础进行涂覆包衣，如图2-20所示，即在固体微针针尖部分涂覆药物，该技术可供合作者定制应用。3M公司在包衣微针技术方面主要涉及微针的应用，例如将包衣微针用于递送疫苗（CA2536249A、WO2007002521A2）、多肽（WO2013082427A1）、麻醉药物（WO2012122162A1）、疫苗佐剂（WO2016122915A1）、矿物质营养剂（WO2017062727A1），用于组织液取样（WO2007075806A2）、牙科麻醉（WO2015138206A1、WO2015138207A1），使用生物盐和活性剂作为微针涂层（WO2007061781A1、WO2007061781A1），包衣微针给药装置（WO2005123173A1、WO2014110016A1、WO2007002521A2）。美国佐治亚理工学院研究公司早期的申请主要集中在包衣微针的制造（WO9964580A1、WO9964580A1、WO0074763A2、US20020082543A1、WO2005000382A2、

WO2006138719A2），后期则关注微针在眼部给药
（US20070260201A1、US20140107566A1、US20180028357A1）、
组织液提取（US20090182306A1、WO2022147307A1）和疫苗递送
（WO2015034924A1、WO2015034924A1）。

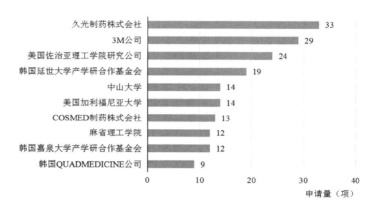

图 2-19　包衣微针主要申请人

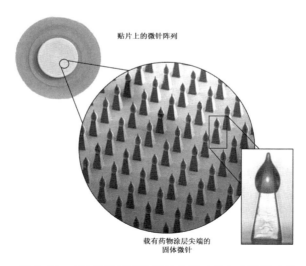

图 2-20　3M 公司以固体微针为基础的包衣微针贴片

包衣微针技术为药物递送提供了一种灵活而高效的解决方案。重要的是，通过沿用同一基础的微针结构，仅对包衣赋形剂进行微调，就能适应从几纳克到数百微克不等的分子、蛋白质、DNA、病毒以及微粒和纳米颗粒等多种活性成分的包覆[①]。例如，德克萨斯理工大学的研究中，采用了羧甲基纤维素（1%w/v）作为增稠剂，Lutrol F68（0.5%w/v）作为表面活性剂；同样，佐治亚理工学院的 Prausnitz 实验室在多数研究中也采用了这些赋形剂，并添加了不同比例的海藻糖，以增强在干燥时可能变性的不稳定活性成分的稳定性；3M 公司和 Zosana Pharma 在他们的研究中使用了不同量的蔗糖作为黏度增强剂，Zosana Pharma 还使用了 0.2%（w/w）的聚山梨醇酯 20 作为表面活性剂；昆士兰大学的 Kendall 团队主要利用甲基纤维素作为黏度增强剂来涂层多种材料 1。这些研究的意义在于，面对新的活性成分涂层时，通常可以沿用相同的涂料配方作为起点，仅需调整涂料溶液中活性成分的浓度，即可得到具有不同活性成分的涂层。这表明，可以利用相同的基础微针阵列和涂层配方，快速开发出基于包衣微针的新产品，节约微针的研发成本和时间。此外，独立涂层微针的概念已经成为在同一微针贴片上包覆不同药物分子的手段[②]，利用这一概念，未来有望通过单个微针贴片实现联合药物治疗，这为微针技术在个性化治疗中的应用开辟了新的可能性。总之，包衣微针技术通过灵活调整涂层配方和赋形剂，能够适应多种活性成分的包覆，具有广阔的应用前景和巨大的潜力。

---

① Ingrole Rohan S J, H. S.Gill.Microneedle Coating Methods: A Review with a Perspective [J].Journal of Pharmacology and Experimental Therapeutics, 2019, 370（3）: 555-569.

② Caudill C L, Perry J L, Tian S, et al.Spatially controlled coating of continuous liquid interface production microneedles for transdermal protein delivery [J].J Control Release, 2018, 284: 122-132.

（3）空心微针专利技术分析

空心微针（hollow microneedle，HMN）内部结构为中空，兼具有注射和取样的双重作用，因而已广泛应用于疫苗接种、胰岛素给药、核酸递送、眼部给药和微量取样等方面。图2-21展示了空心微针的主要申请人。美国佐治亚理工学院研究公司以32项专利申请位居榜首，其中Mark Prausnitz教授作为该领域的领军人物，贡献了29项空心微针相关专利。Prausnitz教授的研究涵盖了空心微针的制造工艺（例如WO9964580A1、WO9964580A1、US20020082543A1、US20020082543A1、WO9964580A1、WO9964580A1等），以及其在组织和体液取样、检测中的应用（例如WO9964580A1、WO2006128034A、WO2008011625A2、WO2022147307A1等），还包括了增强微针穿透力的装置（例如WO0074763A2、AU5461300A、WO0074763A2、WO2021243270A1等），以及微针眼部药物递送（例如US20070260201A1、US20100256597A1、US20120232522A1、US20140107566A1、US20180028357A1、WO2018204515A1、US20210022918A1、US20210393436A1等）。同时，根据其专利申请情况可以看出，Prausnitz教授目前的研究重点是微针的眼部给药。紧随其后的是3M公司，拥有29项专利，其专注于包含空心微针的注射装置和集成给药系统的研发（例如WO2011014514A1、WO2013036602A1、WO2013055638A1、WO2014193725A1、WO2014193729A1、WO2015009531A1、WO2015009530A1等），并成功将这些技术商业化，将该技术用于皮下液体输注，如图2-22所示。美国Aquavit制药公司持有22项专利，专注于空心微针在化妆品和医疗美容领域的应用（例如WO2015020982A2、WO2021030280A1、WO2021077111A等）。NanoPass公司拥有16项专利，主要技术涉及空心微针注射设备及其配套系统（例

如 WO2008007370A2、WO2008072229A2、WO2013061290A1、
WO2013111087A2、WO2013111087A2、WO2015033349A1、
WO2015033349A1、WO2017072770A1 等）。值得一提的是，
NanoPass 公司的 MicronJet® 产品，它是一种已经上市的空心微
针产品，也是该技术在实际应用中的一个成功案例。

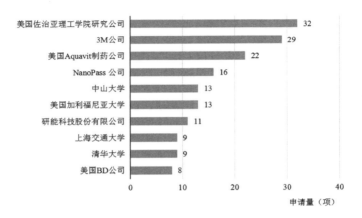

图 2-21　空心微针主要申请人

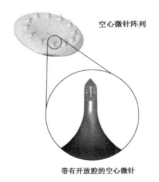

图 2-22　3M 公司空心微针液体输送平台

　　空心微针技术在皮内递送疫苗、纳米颗粒疫苗、胰岛素、
核酸和疾病检测等方面展现出巨大的潜力和应用前景。同时，
3M 公司皮下液体输注系统和 NanoPass 公司的 MicronJet® 的商业

化也推动了空心微针的发展。随着微细加工技术的进步和空心微针给药技术的不断革新，相信在未来，空心微针技术有望在疾病预防、治疗和诊断领域发挥更加重要的作用。

（4）可溶性微针专利技术分析

可溶性微针通常采用水溶性高分子材料制备，活性成分分散于针体，随着针体在皮内的溶解，活性成分释放到皮内。与其他几类微针相比而言，可溶性微针具有以下优势：①相较于包衣微针，可溶性微针的药物是直接分散在针体内部的，这使得它们能够携带更大剂量的药物，从而提供更有效的药物载荷能力；②可溶性微针由具有良好水溶性和生物相容性的聚合物材料制成，当微针接触到皮肤后，会迅速吸收皮肤表面的水分而溶解，使用过程中不会产生任何废弃物，这大大减少了环境污染和医疗废物处理的问题；③可溶性微针的制备过程相对简单，使用的聚合物材料成本较低，这使得它们在生产上更为经济高效，有助于降低整体的生产成本。

韩国 LG 公司以 54 项专利申请位居可溶性微针的榜首，如图 2-23 所示，其技术主要是可溶性微针贴片用于递送活性成分以解决皮肤问题，如皱纹、美白、保湿、雀斑等（例如KR1020150066829A、WO2016013755A1、WO2016163753A1、WO2016167545A1），这些技术的应用主要聚焦于医美领域。北卡罗莱纳州立大学拥有 40 项专利，其涉及的领域主要是生理学响应的可溶性微针，例如葡萄糖响应胰岛素递送微针、低氧 – 葡萄糖敏感微针、酸敏感免疫治疗微针、凝血酶敏感微针、葡萄糖 – 胰岛素双敏感微针贴片（例如 WO2016172320A1、WO2017124102A1、WO2017143153A1、WO2017151727A1、US20180214476A1、WO2019075029A2 等）。浙江大学的研究则专注于糖敏感微针贴（CN109675185A、CN112315895A、CN113197838A、CN113230388A、CN117258127A 等），具体为使用苯硼酸、含 3- 丙烯酰胺基苯硼酸的共聚物、苯基硼酸 – 聚赖氨酸、3- 丙烯酰胺基苯基硼酸等糖敏感材料作为微针基质材料，用于经皮递送胰岛素，以实现血糖控制。在排名前十的申请人中，学校和科研机构占据了 5 个席位，这表明尽管可溶性微针技术目前是研究的热点，但该领域的许多研究仍处于早期阶段，未来有巨大的发展潜力和应用前景。

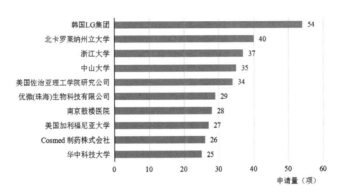

图 2-23 可溶性微针主要申请人

微针的基质材料是可溶性微针技术的关键，其与可溶性微针的性能、载药情况等密切相关，因此，进一步分析了可溶性微针的基质材料的具体使用情况，常用材料如图 2-24 所示。结果显示，透明质酸（HA）是使用最多的可溶性微针的基质材料，其也是组成皮肤组织结构的亲水性成分，具有优异的保湿性、生物相容性和可降解性，同时 HA 已被 FDA 批准用作皮肤填充剂，在微针中已广泛使用。但是单独使用透明质酸作为基质制备得到的微针机械强度差，因此需要与其他材料结合使用以得到具有合适机械强度的微针。其次是糖类物质，主要包括海藻糖、麦芽糖、壳聚糖、葡聚糖、蔗糖等。糖类不仅生物相容性好，同时对生物制剂具有稳定剂的作用，通过加入糖类可以提高微针中活性成分的稳定性，且其在冻干过程中对多肽、疫苗等成分还具有冻干保护剂的作用，但糖类通常不是唯一的基质材料，其常与其他基质配合上使用。排名第三位的是聚乙烯醇（PVA），其具有与水接触时快速溶解的特性，同时有足够的机械强度以承受穿透皮肤所需的插入力，同时具有良好的生物相容性和安全性，获得了美国 FDA 和欧洲药物管理局（EMA）的批准。之后依次是纤维素类、聚乙二醇和聚乳酸类。羧甲纤维素（CMC）是常见的微针纤维素类基质材料，其具有良好的生物相容性和生物可降解性，溶于水且成本低，但是 CMC 的机械强度低，仅能承受 0.65 N/ 针的力，不足以穿透皮肤，难以作为单一的微针疫苗基质材料。聚乳酸类包括聚乳酸（PLA）、聚乳酸 – 羟基乙酸共聚物（PLGA），二者均可在熔融状态下制备可溶性微针，均是 FDA 批准的医用材料，具有良好的机械性能、生物相容性和可降解性等，同时，还可以通过调整丙交酯和乙交酯的不同比例来调节 PLGA 的机械性能和降解性能，降解时间从几周到几个月不等，当两者的比例为 1∶1 时，降解速度最快。硫酸软骨素、丝素蛋白、环糊精和聚己内酯也是微针疫苗的常用基质材料。此外，聚乙烯醇、甲基丙烯酸化透明质酸、丝素蛋白和甲基丙烯酰化明胶等基质材料具有溶胀性，因此，也可使用上述基质材料制备水凝胶微针。目前，可溶性微针在制备过程中使用的聚合物在体内溶解后可能会部分残留在皮肤中，这可能导致肉芽肿的形成、局部红斑或在体内器官积聚，其长期影响尚待进一步研究。此外，可溶性微针的工业化生产要求严格的无菌条件，批量生产过程中存在一些技术难题亟须解决。未来，研究人员在制备可溶性微针时，可以选择具有良好机械性能且能在体内降解的新型材料，探索新的制备方法和生产工艺，以赋予可溶性微针更优异的性能，例如实现智能调控给药。随着科技的进步和研究人员的不懈努力，现有的问题将逐步得到解决，可溶性微针技术将不断成熟并广泛应用于临床，进而开发出更多安全、高效、经济且应用广泛的可溶性微针产品。

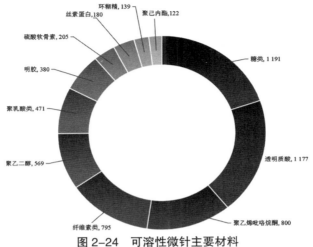

图 2-24　可溶性微针主要材料

2.2.4　微针技术的核心技术

一般而言，核心专利的研究分析能够快速掌握行业的发展动向，为企业的规划和发展提供方向。专利被引用的频次可以反映该专利的影响力和价值，另外根据同族专利的数量可以反映专利的市场价值。通过对检索到的微针专利的被引用频次和同族专利数量进行统计和排序，得到被引用频次最高的前 20 项专利文献，如表 2-7 所示，并对其进行分析。

1. US6334856B1，申请于 1999 年 5 月 21 日，申请人为佐治亚理工学院研究公司，其提供了一种微针装置的制备方法，并用于递送或检测药物或生物流体或分子，其主要涉及的是空心微针，该微针可以由多种材料制成，包括金属、陶瓷、半导体、有机物、聚合物和复合材料，优选的构造材料包括药物级不锈钢、金、钛、镍、铁、金、锡、铬、铜或其他金属的合金、硅、二氧化硅和聚合物，代表性的生物可降解聚合物包括羟基酸的聚合物，例如乳酸和乙醇酸聚丙交酯、聚乙交酯、PLGA、以及与 PEG、聚酐、聚（原）酯、聚氨酯、聚（丁酸）、聚（戊酸）的共聚物）和聚（丙交酯－己内酯）。如图2-25 所示，该微针器件具有附着或整体形成有多个微针的衬底，制备法包括：①形成具有限定每个微针表面的侧壁的微模具；②使用所述微模具形成所述微针和所述基底，其中所述微针与所述基底成一角度延伸，可使用干法蚀刻工艺的组合来制造空心微针，在光刻限定和（或）激光烧蚀聚合物中创建微模具以及选择性侧壁电镀；或使用环氧树脂模具转移的直接微成型技术，通过微针内部创建一条或多条不同且连续的路径。在优选的实施例中，微针具有沿着微针的中心轴线的单个环形路径。该路径首先可以通过在材料中化学或物理蚀刻孔，然后蚀刻掉孔周围的微针来实现。或者，可以同时制造微针及其孔，或者可以将孔蚀刻到现有的微针中。作为另一种选择，可以制作微针形式或模具，然后进行涂覆，然后蚀刻掉，仅留下外涂层以形成空心微针。涂层可以通过沉积薄膜或将硅微针氧化至特定厚度，再去除内部硅来形成。此外，可以使用从正面到背面的红外对准，然后从晶圆的背面进行蚀刻，以此来创建从晶圆背面到空心针的下面的孔。

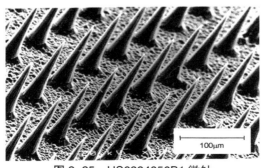

图 2-25　US6334856B1 微针

2. US6743211B1，申请于 1999 年 11 月 23 日，申请人为佐治亚理工学院研究公司，其提供了一种增强生物屏障微针穿透的装置，通过改善微针阵列与可变形的、弹性的生物屏障的相互作用来增强分子穿过组织的传输能力，如图 2–26 所示，该增强装置适于拉伸、拉动或夹持皮肤以在微针所施加（即穿透）的区域中呈现更刚性，更不易变形的表面的特征，例如，可以在微针施加位置处对皮肤区域施加真空，以将其拉紧和（或）将皮肤拉到微针的尖端上，或者，皮肤的弹性可以通过在施用部位的皮肤表面上施用薄膜或膜而降低，从而使皮肤保持紧密，限制皮肤在施用部位的伸展能力，然后将微针推过膜或膜片并进入皮肤，也可以是微针加速施加到皮肤表面，从而减少角质层和下面的组织变形与微针的尖端或整个长度接触的可用时间。

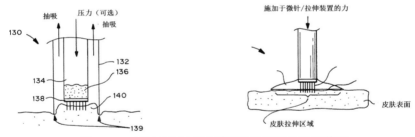

图 2–26　US6743211B1 增强生物屏障的微针装置

3. US625633B1，申请于 1999 年 6 月 9 日，原申请人为保洁公司，后转让给 Corium International 公司，提供了一种皮内递送贴片形式的微针阵列，其能够进行生物体液测试和（或）取样［包括间质液和（或）血液］，并分析体液的反馈信息来控制活性成分的递送，从而实现实时连续给药和监测身体活动，如图 2–27 所示。其次，该技术还提供一种离子电渗疗法 / 微针增强的透皮药物递送系统，可以实现高速递送药物并采集体液。

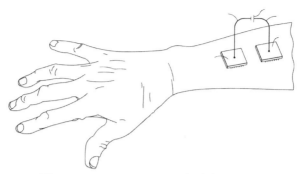

图 2-27　US625633B1 皮内递送微针贴片

4. US20020082543A1，申请于 2001 年 12 月 14 日，申请人为佐治亚理工学院研究公司，其提供了一种微针装置，该装置括由第一材料和第二材料形成的一个或多个微针，其中所述第二材料分散在所述第一材料中或形成所述微针的一部分，所述第一材料为聚合物，所述第二材料可以是成孔剂、结构组分、生物传感器，或用于释放的分子，如药物、疫苗等，其中聚合物生物相容性和生物可降解聚合物，如聚丙交酯、聚乙交酯，和共聚物及其共混物，可生物降解的微针可作为整个药物输送装置，其活性成分分散在聚合物微针中用于局部或全身递送，该专利该申请为佐治亚理工学院研究公司可溶性微针的核心专利。

5. US5855801A，申请于 1991 年 1 月 5 日，申请人为加利福尼亚大学，提供了一种用于从活体组织中提取物质并分析以诊断疾病或递送药物的微针，以及通过蚀刻法制备微针。

6. WO193931A1，申请于 2001 年 6 月 6 日，申请人为美国 BD 公司（Becton Dickinson），提供了一种增强微针渗透到皮内的方法和装置，包括一种用于接触患者皮肤的医疗装置以及联接到皮肤的拉伸装置，当向下的压力朝向患者的皮肤施加在医疗设备上时，患者的皮肤被拉伸远离医疗设备，所述医疗装置是监测、取样或输送装置，该装置能够使用于穿透角质层的多个微针和用于将皮肤的目标区域保持在张力下，从而使得微针能够均匀地穿透皮肤，解决由于皮肤的弹性引起的，微针难以获得的均匀渗透的问题。

7. WO0074764A1，申请于 2000 年 6 月 7 日，申请人为宝洁公司，其涉及一种微针的制备方法，该微针是由硅管芯制造，硅管芯可在微制造工艺中被蚀刻以产生中空或实心的单个微针，制造包括将平面材料放置在模具中，所述模具包括含有微柱和微孔的一个或两个部分，将其加热直到其变形，然后使其冷却。具体制备过程为，先将光掩模置于聚甲基丙烯酸甲酯（PMMA）材料层上，然后使 PMMA 材料暴露于 X 射线下，接下来，通过光致抗蚀剂的方法进行开发，以形成剩余的 PMMA 材料。随后，对这些剩余的 PMMA 材料进行金属电镀处理。一旦电镀的金属达到所需的适当厚度，就将其剥离，形成金属模具。这个金属模具随后被用于微压印过程，在这个过程中，金属模具被压在加热的塑料材料层上。一旦模具被压到适当的距离，塑料材料就会被冷却直至固化，然后模具被移除，留下一个微针阵列。如果微针是空心的，那么就会额外通过激光光学手段在底层衬底材料上制造通孔。

8. US20020169411A1，申请于 2001 年 5 月 11 日，申请人为 Corium International 公司，其涉及一种便携式流体取样装置，其包括中空微针阵列，用于从皮肤中提取间隙流体的隔膜泵，以及检测流体浓度的传感器，微针装置可以与外部传感器接口以产生读数，或者可以是独立的，使用可连接 / 可拆卸的微针阵列作为一次性使用的单元，该装置是便携式的，将一个手指放在微针阵列上，用另一个手指操纵隔膜泵，即可得到流体样品，如图 2-28 所示，固体涂覆的或透明的微针可替代地用作具有电极或光学传感器的原位传感器，该发明的基于微针的自含式采样装置对需要实时监测葡萄糖水平（浓度）的糖尿病患者非常有利，所述自含式采样装置使得"微针贴片"或"微针带"可供人类用户触摸（例如，用手指），然后按压促动器按钮或开关以检查或提取流体样品，最后自动地实时或接近实时地显示结果。

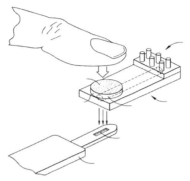

图 2-28　US20020169411A1 便携式流体检测系统

　　9. US20030153900A1，申请于 2002 年 4 月 23 日，申请人为 Intuity Medical 公司，其涉及一种自动的、可移动的分析物监测器或药物递送装置，该装置中的微针通过导管间歇地与监测微通道连接。血液在监测微通道中的积累依赖于毛细管力。监测微通道具有部分涂覆有不溶性材料的内表面（一个或多个），以增强毛细管力并使凝固最小化。所述装置包括检测器，所述检测器可操作以确定血液何时完全充满监测微通道（多个微通道），从而可以终止利用微针的血液积聚。

　　10. US6611707B1，申请于 1999 年 12 月 2 日，申请人为佐治亚理工学院研究公司，其提供了一种微针给药装置，所述装置包括：衬底，多个中空微针附接到所述衬底或集成到所述衬底上；以及至少一个容纳所述药物的储存器，储存器选择性地与所述微针连通，且可选择性地改变要递送的药物的体积或量，如图 2-29 所示。储存器是可变形的，优选有弹性的材料形成。该发明的装置还包括用于压缩所述储存器以驱动药物从所述储存器通过所述微针的装置，例如柱塞，或者储存器是连接到基底的注射器或泵。

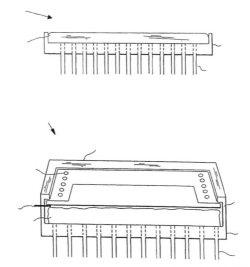

图 2-29　US6611707B1 具有储存器的微针装置

11. US6881203B2，申请于 2001 年 9 月 5 日，申请人为3M 公司，涉及一种中空微针，包括：从基板表面突出的多个微针，其中每个微针包括具有外表面的锥形形状，靠近衬底表面的基部和远离基部的尖端，并且其中基部沿着衬底表面上的伸长轴伸长，使得基部沿着伸长轴包括相对的端部；通道，其形成在所述多个微针中的每个微针的外表面上，每个通道从所述基部朝向所述微针的尖端延伸，其中所述通道终止于所述微针的尖端附近；以及形成在衬底表面上的导管结构，多个微针中，每个微针的通道与衬底表面上的导管结构流体连通。驱动器可操作地连接到微针阵列，它包括储存的能量、（一个或多个）机械弹簧、（一个或多个）弹性构件和压缩流体。储存能量的释放导致在小于 1 秒，优选小于 300 毫秒的时间内将冲击力施加到微针阵列上。

12. WO9964580A1，申请于 1999 年 12 月 16 日，申请人为佐治亚理工学院研究公司，其涉及一种可用于生物流体的透皮药物或能量递送和取样的微针及其制备方法，该装置包括多个中空微针，通过施加驱动力以将材料或能量通过微针输送，驱动力通过压力梯度、浓度梯度、对流离子电渗、电穿孔等方式获得，可通过环氧树脂或聚二甲基硅氧烷的模具制备微针。

13. US73444499B1，申请于 1999 年 12 月 2 日，申请人为佐治亚理工学院研究公司，其涉及一种用于体液提取和检测的微针装置，该装置包括一个或多个微针，优选为三维阵列，与所述微针连接的衬底，以及与所述微针连通的至少一个收集室和（或）传感器，以及用于诱导生物流体通过微针抽吸并进入收集室进行分析的装置，其中感应是通过使用压力梯度来实现的。该压力梯度可以通过选择性地增加收集室的内部容积来产生，该收集室包括与刚性基座接合的弹性或可移动部分，可用于抽出和（或）感测的生物流体，包括血液、淋巴间质流体和细胞内流体，待测生物流体中分析物的实例包括葡萄糖、胆固醇、胆红素、肌酸、代谢酶、血红蛋白、肝素、凝血因子、尿酸、癌胚抗原或其他肿瘤抗原、生殖激素、氧、pH 值、酒精、烟草代谢物和非法药物。

14. US6689100B2，申请于 2001 年 10 月 5 日，申请人为美国 BD 公司（Becton Dickinson），其涉及用于通过患者皮肤的至少一层皮内递送或抽出物质的装置，所述装置包括：具有底面的本体，与所述底面间隔开的顶面，所述主体具有在所述顶面和所述底面之间延伸的高度，所述高度小于所述宽度，所述主体限定了从所述边缘纵向延伸的通道，所述通道基本平行于所述底面；与所述底面连接并与所述通道流体连通的皮肤穿透装置，所述皮肤穿透装置包括基座和多个皮肤穿透构件，所述多个皮肤穿透构件排列成阵列并从所述基座向外延伸；以及其中所述主体在所述底面中限定了凹槽，所述凹槽的尺寸设置成接纳所述皮肤穿透装置，所述皮肤穿透装置安装在所述凹槽中，并且其中所述通道与所述凹槽流体连通，用于将物质供应到所述皮肤穿透装置。在一个实施例中，所述主体的所述底面具有基本平坦的第一表面区域和基本平坦的第二表面区域，第二表面区域邻近所述第一表面区域设置，其中所述第一表面区域与所述第二表面区域向外间隔开，并且所述皮肤穿透装置设置在所述第一表面区域中，当装置连接到皮肤上时，第一内表面与第二外表面向外间隔开内表面可以具有纹理化的视觉可视表面，例如蚀刻表面，以提供从皮肤穿透构件和皮肤之间的界面的视觉指示。

15. US20040106904A1，申请于 2003 年 10 月 7 日，申请人为 Valeritas 公司，涉及微针装置，包括平台的堵塞元件，所述平台包括多个微针塞，用于防止皮肤或其他组织屏障进入中空微针，微针塞由连续的可生物降解的聚合物片组成。该聚合物片具有在微针远端内侧的部分和在微针远端外侧的部分，微针远端内部的部分通过摩擦或通过少量生物相容性黏合剂保持就位，微针插塞还可以模仿微针的垂直横截面形状，通过微针塞的方式解决了由于皮肤或其他组织堵塞空心微针，影响微针中的治疗物的递送而引起的给药剂量不准确的问题。

16. US6558361B1，申请于 2000 年 6 月 8 日，申请人为 Nanopass 公司，涉及一种用于输送流体通过生物屏障的装置，该装置集成了微机电结构（MEMS）泵送结构的微针装置和基于此的远程保健系统，集成 MEMS 泵送结构用于抽取和（或）输送流体从而实时检测患者的生理指标、诊断信息。

17. US729149B2，申请于 2004 年 9 月 10 日，申请人为 Theranos 公司和 Labrador Diagnostics LLC 公司，其涉及一种可穿戴医疗设备，包括能够检测体液中未知浓度的分析物的一次性贴剂，所述贴剂包括：①至少一个能够获得体液样品的微针；②缓冲储存器；③具有至少第一入口的微通道，第二入口，以及附着在微通道上的微阵列所述微阵列包含至少一种生物活性剂，其中所述第一入口与所述至少一个微针流体连通，并且引导体液流进入所述微通道，其中第二入口将缓冲液流从所述缓冲液储存器引导到微通道中，使得体液中的分析物扩散到缓冲液流中，以实现生物活性剂和其中的分析物之间的相互作用；④微阵列扫描装置，用于检测生物活性剂和体液中的分析物之间的相互作用；⑤一种接口装置，能够促进所述微阵列扫描装置和生物识别装置之间的通信，从而实现连续监测体内的分析物水平，以用于指导研究人员优化治疗和剂量方案，并快速开发实验药物的药代动力学模型。同时，可用于检测某些生理状况的分析物，或是指示机体是否处于正常健康生理，例如感染、炎症、自身免疫性疾病、癌症等。

18. US2009024798A1，申请于 2008 年 10 月 24 日，申请人为 Cercacor Laboratories 公司，其涉及一种小分子代谢报道分子（SMMR）和微针阵列，其中微针阵列穿透表皮以促进 SMMR 的递送，包括使 SMMR 与微针阵列接触并用阵列穿透表皮至约 10 mm 的深度，其中深度对应于死亡角质层的底部，至约 175 mm，其中深度对应真皮层的顶部；以及用于监测一种或多种代谢物或分析物的浓度的体内方法，其包括用于将所述SMMR 递送到所述人表皮中并通过使用光学读取器在一个或多个时间点检测所述至少一种 SMMR 的变化来监测代谢途径中所述一种或多种代谢物或分析物的浓度的变化的体内方法；以及用于监测一种或多种代谢物或分析物的浓度的体内方法，其涉及使 SMMR 与微针阵列接触，其中 SMRS 可以是荧光团，标记荧光团的蛋白质，包含可光氧化辅因子的蛋白质和另一种插入的荧光团的蛋白质；线粒体活体染色剂或染料，显示氧化还原电位的染料，膜定位染料，具有能量转移性质的染料，pH 值指示染料中的至少一种；香豆素染料，香豆素染料的衍生物，蒽醌染料，菁染料，偶氮染料，氧杂蒽染料，芳基次甲基染料，芘衍生物染料或联吡啶钌络合物染料。优选地的实施方案中，选择一个或多个 SMMR 以直接或间接有效地测定活体血液中的葡萄糖浓度。

19. US5457041A（被引用次数：496 次），申请于 1994 年 3 月 25 日，原申请人为 Science Applic Int 公司，现专利权人为 Leidos 公司，涉及一种针阵列和使用该针阵列将生物物质引入活细胞方法，该微针阵列，其从支撑衬底延伸，并具有一定形状和尺寸、可携带生物物质刺穿目标组织的表面并穿透组织内的目标细胞的尖端部分，在所述组织内生物物质从所述尖端部分转移并沉积在所述目标细胞内，该装置可用于将生物物质沉积到活的植物或动物靶组织中的靶细胞中。

20. US6132755A，申请于 1998 年 6 月 16 日，申请人为 Boehringer Ingelheim 公司，涉及一种用于主动控制药物经角膜递送到受试者中的经角膜系统，包括活性物质储存器和设置有多个微针或微刀片的装置，所述微针或微刀片适于在使用中穿透受试者的角质层并连接与储液器通过液体输送连接，所述微针穿透所述角质层并且可能穿透所述表皮，从而允许活性物质从储液器通过微针的毛细管开口或沿着微叶通过受试者的毛细孔进入皮肤的血管化部分，从毛细循环系统被吸收到血流中。

表 2-7 显示，拥有微针技术核心专利的申请人在多个国家进行了专利布局，具有较多的同族专利，这表明了这些申请人的专利具有较高的国际影响力和市场价值。美国企业在微针

技术领域的专利申请尤为活跃，这进一步凸显了美国在全球微针技术研究中的领先地位。在被引用最多的前 20 项专利技术中，美国佐治亚理工学院研究公司独占鳌头，拥有 6 项专利，体现了其在该领域的重要性。同时，这些专利技术涵盖了空心微针技术、微针穿刺增强装置、活性成分在可生物降解聚合物中的分散、药物储存器集成的微针以及集成传感器的体液提取和检测微针装置，可见其技术涵盖了微针技术的各个方面。但是这些技术的专利主要分布在欧洲国家和美国，多项申请未在中国进行布局，为中国市场的进一步发展提供了一定的潜在空间。Corium International 公司拥有 2 项核心技术，主要涉及微针用于生物体检测、取样的微贴片和包含中空微针用于糖尿病检测的便携式装置，作为商业化公司，其专利布局更为广泛，专利在澳大利亚、加拿大、欧洲国家、中国、日本和美国等多个国家和地区进行了布局，显示了商业化公司在专利保护和市场拓展方面的战略眼光。表 2-7 中的核心技术不仅包括微针在药物递送中的应用，还有相当一部分技术专注于微针在体液提取和检测方面的应用。这些技术通过与其他技术的结合，实现了常规检测、连续检测或实时检测的功能。此外，还有技术关注于解决微针实际使用中的问题，例如通过额外装置解决皮肤弹性导致的穿刺不均匀问题。同时，部分专利技术专注于微针的制造方法，体现了在微针技术发展中的创新和精进。总而言之，微针技术领域核心专利的申请人不仅在美国占据领先地位，而且在全球范围内进行了广泛的专利布局，同时这些专利技术不仅覆盖了微针的基础应用，还涉及了微针技术在检测、制造方法以及实际应用中的创新方案，预示着微针技术在未来医疗健康领域的广阔应用前景。

表 2-7　涉及微针技术被引用频次最高的前 20 项专利技术

被引证次数排名	专利公开号	申请日	申请人	被引证次数	同族专利数量	主要内容	涉及国家和地区
1	US6334856B1	1990 年 5 月 21 日	佐治亚理工学院研究公司	1 677	19	空心微针	AT、AU、CA、EP、ES、JP
2	US6743211B1	1999 年 11 月 23 日	佐治亚理工学院研究公司	1 364	17	用于增强微针穿刺的装置	AT、AU、CA、US
3	US625633B1	1999 年 6 月 9 日	Corium International 公司	1 022	9	用于生物体检测、取样的微贴片	AU、CA、EP、JP、CN
4	US20020082543A1	2001 年 12 月 15 日	佐治亚理工学院研究公司	1 005	8	活性成分分散在可生物降解聚合物中的微针	AU、US
5	US5855801A	1991 年 1 月 5 日	加利福尼亚大学	747	1	用于活体组织取样的微针	AU、US
6	WO193931A1	2001 年 6 月 6 日	美国 BD 公司	739	13	通过皮肤拉伸装置使微针能够均匀穿刺皮肤	AT、AU、CA、DE、EP、JP
7	WO0074764A1	2000 年 6 月 7 日	宝洁公司	724	14	一种使用蚀刻制备硅空或实心微针的方法	AU、CA、CN、EP、US

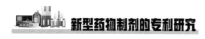

续表

被引证次数排名	专利公开号	申请日	申请人	被引证次数	同族专利数量	主要内容	涉及国家和地区
8	US2002016941 1A1	2001 年 5 月 11 日	Corium International 公司	721	15	包含中空微针用于糖尿病检测的便携式装置	AT、AU、CA、DE、EP、JP、US
9	US20030153900A1	2002 年 4 月 23 日	Intuity Medical 公司	686	27	包含微针可连续监测装置	AU、CA、DK、EP、JP、US
10	US6611707B1	1999 年 12 月 2 日	佐治亚理工学院研究公司	651	17	包含药物储存器的微针	AT、AU、CA、DE、EP、US
11	US6881203B2	2001 年 9 月 5 日	3M 公司	643	16	包含驱动装置的微针	AT、AU、DE、EP、US、JP、AT
12	WO09964580A1	1999 年 12 月 16 日	佐治亚理工学院研究公司	567	19	中空微针的制备方法及其应用	AT、AU、CA、DE、EP、ES、US、JP
13	US7344499B1	1999 年 12 月 2 日	佐治亚理工学院研究公司	592	17	包含传感器的用于体液提取和检测的微针装置	AT、AU、CA、EP、US

续表

被引证次数排名	专利公开号	申请日	申请人	被引证次数	同族专利数量	主要内容	涉及国家利地区
14	US6891000B2	2001年10月5日	BD公司	586	24	包含视觉指示装置的用于皮肤组织提取的微针装置	AU, BRIP, CA, CN, EP, JP, US, MX
15	US20040106904A1	2003年10月7日	Valeritas公司	533	7	包含堵塞元件的中空微针,所述堵塞元件可防止皮肤或其他组织屏障进入中空微针	AU, EP, US
16	US6558361B1	2000年6月8日	Nanopass公司	522	10	集成了微机电结构(MEMS)泵送结构的微针装置	AU, EP, US, IL
17	US729149B2	2004年9月10日	Theranos公司, Labrador Diagnostics LLC公司	513	71	包含微针贴片的可用于检测的可穿戴医疗设备	AT, AU, CA, CN, DK, ES, EP, US, IL, IN, JP, KR
18	US2009024798	2008年10月24日	Cercacor Laboratories公司	500	1	用于递送小分子代谢报告基因的空心微针	US

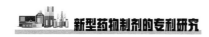

续表

被引证次数排名	专利公开号	申请日	申请人	被引证次数	同族专利数量	主要内容	涉及国家和地区
19	US5457041A	1994年3月25日	Sience Applic Int 公司	496	1	使用微针将物质引入活细胞的方法	US
20	US6132755A	1998年6月16日	Boehringer Ingelheim 公司	436	68	用于角膜递送的微针装置	AR、AT、AU、BG、BRPI、CA、CN、CO、CZ、DE、DK、EE、EP、ES、HU、US、IL、MX、NO、JP、KR、NZ、PL、PT、RU、SI 等

奥地利：AT；阿根廷：AR；澳大利亚：AU；保加利亚：BG；巴西：BRPI；加拿大：CA；中国：CN；哥伦比亚：CO；捷克：CZ；德国：DE；丹麦：DK；爱沙尼亚：EE；西班牙：ES；匈牙利：HU；欧洲专利局：EP；以色列：IL；日本：JP；韩国：KR；墨西哥：MX；挪威：NO；新西兰：NZ；波兰：PL；葡萄牙：PT；罗马尼亚：RO；俄罗斯：RU；印度：IN。

2.2.5　微针技术重点申请人

对微针的全球专利申请人进行了分析，如图2-30所示。美国3M公司以112项专利的显著优势位居榜首，其在微针疫苗领域的专利申请数量远超其他申请人。紧随其后的是美国ALZA公司，拥有92项专利，日本的凸版印刷株式会社以81项专利位列第三。美国佐治亚理工学院研究公司、韩国LG集团分别以75项、69项专利紧追不舍，位列第四和第五。中国中山大学、优微（珠海）生物科技有限公司和浙江大学分别以69项、51项和43项微针位列第六位、第八位和第十位，其在微针疫苗技术领域的研究和应用展现了中国在该领域的强劲实力。在排名前十的申请人中，学校和科研机构占据了半壁江山，共计4所，这表明科研院校在推动微针技术发展方面扮演着至关重要的角色。这一现象在中国国内也同样显著，说明学术界在该领域的研究和创新中发挥着核心作用。另一方面，日本企业在前十名中占据了两个席位，这反映出，在日本企业是推动微针技术发展的主要力量。这一现象表明，不同国家/地区在推动微针疫苗技术发展的力量构成上存在差异，企业与学术机构在不同地区扮演着不同的角色。总体而言，微针疫苗技术的全球专利申请情况揭示了不同国家/地区在该技术发展上的活跃度和特点，同时也突显了科研院校和企业在推动技术进步中的不同作用和贡献。

1）国外重点申请人分析

本节内容从专利申请数量和已上市的微针产品两个角度对国外申请人进行了深入分析。分析显示，美国3M公司、ALAZ公司以及美国佐治亚理工学院研究公司在这一领域拥有核心技

术的掌控权。在这些企业中，部分已经成功实现了技术的商业
转化。

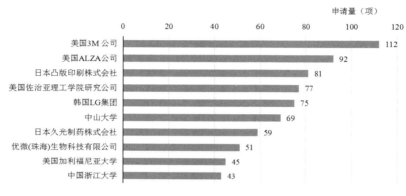

图 2-30　微针技术全球重点申请人

（1）美国 3M 公司

美国 3M 公司以创新和多元化的产品而闻名，其产品覆盖
医疗、工业、电子和消费品等多个领域。3M 公司持有 112 项
微针相关专利，位居行业之首。3M 公司的微针专利申请始于
2002 年，即 US2003045837A1 和 US2003135161A1，上述专利
涉及微型针阵列及其制造，其结构特点在于微针为锥形结构，
并包含一个通道，通道在微针的表面，同时微针阵列上还包括
管道结构，微针的通道与管道联通，将用于皮肤药物或其他
物质递送和（或）提取血液及组织，如图 2-31 所示，该结构
也是 3M 公司空心微针的雏形。该公司以此为基础，在 2005
年进一步研发了硬币大小的微针贴剂（WO2006062848A1、
WO2007061781A1、WO2007002522A1 等），如图 2-32 所示，
之后进一步开发了中空微针及其给药装置（WO2006108185A1、
WO2013036602A1、WO2013055638A1、WO2014110016A1
等），如图 2-33 所示。2020 年，3M 公司将其药物递送系统

出售给 Altaris Capital Partners，之后更名为 Kindeva 药物输送。
Kindeva 药物输送拥有微针阵列制造工艺、无菌药物涂层技
术、商品化的固体微针和空心微针给药系统，同时该公司还
提供 CDMO 服务，标志着 3M 在微针技术领域的创新成果得
到了市场的进一步认可和应用。

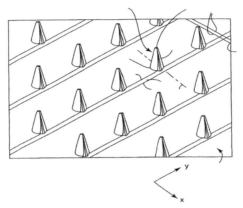

图 2-31　3M 公司中空微针示意图

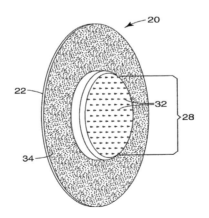

图 2-32　3M 公司微针贴剂示意图

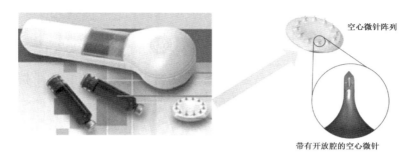

空心微针阵列

带有开放腔的空心微针

图 2-33　3M 公司中空微针给药装置示意图

（2）美国 ALZA 公司

ALZA 公司是全球载药技术先驱，其在微针领域拥有 92 项专利申请，位列第二。1976 年 ALZA 公司首次提出利用微针实现透皮给药（US3964482A），随着 20 世纪 90 年代微制造工艺的进步，微针的应用才逐渐成为可能。ALZA 公司在 2002 年提出了用于递送抗原和佐剂的微针贴剂（例如 WO02085446A2、WO02085446A2 和 WO02085446A2 等）。同时，在常规微针的基础上，进一步开发了能够控制微针刺入深度和控制药物释放剂量的装置（例如 WO03053258A1、US20050031676A1、US20050089554A1、WO2005042054A2、WO2005044366A2 等），并以此为基础研发了 Macroflus 微针经皮给药技术，可精确控制药物剂量。ALZA 公司在 2001 年被强生公司收购，之后强生公司从其中分离出子公司 Zosano Pharma。Zosano Pharma 公司开发了含有佐米曲普坦药物的涂层微针贴片 Qtrypta®（M207），旨在治疗偏头痛发作时药物的快速递送。但是，2020 年，美国 FDA 拒绝了其 Qtrypta® 偏头痛微针贴片上市的请求，并要求其补充数据，同年 FDA 再次驳回了 Zosano Pharma 重新提交的申请。2022 年，这家已经成立 16 年处于临床阶段的生物技术公司 Zosano Pharma 提交了自愿破产保护申请，微针的商业化难度可见一斑。

（3）日本凸版印刷株式会社

日本凸版印刷株式会社，作为日本印刷和半导体行业的领军企业，同样在微针技术领域取得了显著成就，特别是在固体微针的研发上。得益于其卓越的机械制造能力，该公司在 2006 年申请了多项利用微机电系统（MEMS）技术制造微针的专利（例如 JP2008011959A、JP2008029559A 等），推动了固体微针制造技术的进步。日本凸版印刷株式会社在微针技术领域的研究主要集中在 2005—2019 年。然而，在此之后，该公司并未在该领域提交新的专利申请，目前也尚未推出相关上市产品。这表明微针技术的商业化道路充满挑战，即便是行业巨头也需要面对市场的考验和技术创新的持续投入。

（4）美国佐治亚理工学院研究公司

美国佐治亚理工学院研究公司以 77 项专利申请排名第三，其在微针技术领域的发展得益于 Mark Prausnitz 教授和 Sebastien Henry 教授的杰出贡献。Henry 教授在 1998 年首次将微针技术应用于透皮给药，开启了微针技术的创新浪潮。在 2.2.3 节的"空心微针专利技术分析"中已经详细阐述了 Prausnitz 教授专注于空心微针的研究，包括这些微针的制造工艺（如专利 WO9964580A1 和 US20020082543A1）以及它们在组织和体液取样、检测中的应用（如专利 WO9964580A1、WO2006128034A、WO2008011625A2、WO2022147307A1 等）。此外，他们的研究还包括了增强微针穿透力的装置（如专利 WO0074763A2、AU5461300A、WO2021243270A1）。近年来，Prausnitz 教授的研究重点转向了微针在眼部给药的应用（例如 US20140107566A1、WO2015095772A2、US20180028357A1 等）。2014 年，Prausnitz 教授和 Henry 教授共同在美国亚特兰大创立了 Micron Biomedical 公司，致力于将可溶性微针技术商业化，该公司研发的微针贴片如图 2-34 所示。尽管 Micron Biomedical 公司目前尚无产品上市，但其开发的流感微针疫苗和麻疹 – 风疹微针疫苗已经进入临床研究阶段。特别值得一提的是，麻疹 – 风疹微针疫苗的 1/2 期临床双盲实验显示，麻疹 – 风疹微针疫苗贴片（MRV-MNP）在成人、幼儿和婴儿中具有良好的安全性，并且通过微针贴片（MNP）给药时的免疫原性与通过传统针头和注射器皮下给药时相似[①]。

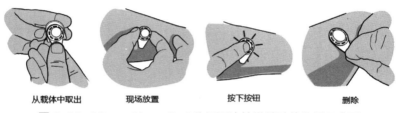

从载体中取出　　现场放置　　按下按钮　　删除

图 2-34　Micron Biomedical 公司可溶性微针贴片使用示意图

（5）其他重要申请人

日本 Cosmed 制药公司的产品 MicroHyala® 是全球首款上市的可溶性微针美容产品，其将微针包载透明质酸用于改善皱纹。日本 Cosmed 制药公司的主要技术涉及将水溶性聚合物、蛋白聚糖、岩藻依聚糖、聚乙醇酸、低皂化度聚乙烯醇作为成针基质（例如 WO2011115272A1、WO2017135290A1、WO2017159767A1、TH1701005566、WO2021201266A1 等）以提供具体不同释放、溶解性的微针，同时还涉及用于唇部、牙齿、眼周（例如 WO2019035489A1、WO2019088227A1、

---

① Adigweme I, Yisa M, Ooko M, et al.A measles and rubella vaccine microneedle patch in The Gambia: a phase 1/2, double-blind, double-dummy, randomised, active-controlled, age de-escalation trial[J].Lancet,2024,11(403): 1879-1892.

WO2021246301A1）的微针。

以色列 Nanopass Technologies 公司的上市产品 MicronJet®，为一种无菌的一次性设备，其包括一个小型塑料适配器和一个包含三个 600 μm 的空心微针的芯片，用于皮内输送药物和疫苗，其中使用 MicronJet® 递送 A/H5N 流感疫苗、灭活脊灰疫苗、胰岛素和阿达木单抗已申请临床试验。Nanopass 的微针技术围绕空心微针展开，专利技术涉及空心微针制造（例如 WO0217985A2、CA2546443A 等），集成微针注射装置（例如 WO2007066341A2、WO2008007374A2、WO2008007370A2、WO2013061290A1 等），以及微针在皮肤填充（WO2008072229A2）等方面的应用。

2）国内重点申请人分析

在全球专利申请量排名前十的申请人中，中国的中山大学和优微（珠海）生物科技有限公司分别位列第六和第八，这体现了国内对这一领域的高度关注和重视。国内企业广州新济药业提交的盐酸右美托咪定微针贴剂临床申请已经获得批准，证明了我国在该领域的快速进步和发展。进一步分析中国申请人的情况，如图 2-35 所示，申请量排名前十的申请人中，学校和科研单位占据了八个席位。这与我国微针行业发展较晚，目前正处于快速发展期阶段密切相关，当前国内学校和科研机仍然是推动该技术发展的主要创新力量。紧随其后的优微（珠海）生物科技有限公司，位列第二，该公司由三位在透皮给药领域有着十余年研究经验的海归博士联合创办。这不仅展示了国内在该领域成功实现了"产学研"的成果转化模式，同时也凸显了该领域的专业性。

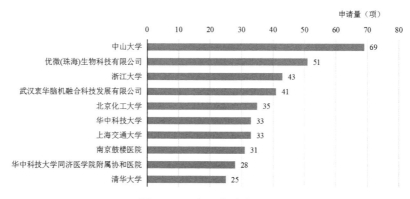

图 2-35　中国申请人排名

（1）中山大学

通过对中山大学的发明人进行分析，结果显示，蒋乐伦教授和谢曦教授是该领域的主要发明人，二者的申请量总和为 48 项，占中山大学申请量的 70%。蒋乐伦教授的研究内容主要涉及金属微针及其制造方法（CN103908739A、CN104096311A、CN104307097A 等），他还将金属微针与脉冲装置、电极结合用于控释给药（CN106063971A、CN107007927A等）。此外，蒋乐伦教授还探索了微针与传感器结合用于检测（CN106983507A、CN109199400A、CN113974615A 等）。谢曦教授的研究则偏重于可溶性微针及其用于益生菌、局部止痛药、促排卵药物、生长激素和纳米药物等不同药物的经皮递送（CN108578888A、CN108553408A、CN108619080A 等）。同时，谢曦教授还特别关注微针用于血糖的检测以及集成微针的检测装置（CN113171090A、CN113974615A、CN114589466A、CN114748064A 等），其是基于平面微针片组装成三维微针阵列的制造策略，开发了用于连续实时检测皮下离子的微针传感阵列集成系统。可见，蒋乐伦教授和谢曦教授在微针技术领域的研究方向各有侧重，他们的研究成果共同推动了微针技术的全面发展。

（2）优微（珠海）生物科技有限公司

优微（珠海）生物科技有限公司（下称"优微生物"）成立于 2017 年，是一家专注于可溶性微针透皮给药技术研发的企业，在这一领域进行了全方位的战略布局。该公司研究内容广泛，涉及可溶性微针（例如 CN105126240A、CN108186522A、CN108210434A、CN108392185A、CN113908113A 等）、制备方法（例如 CN109420245A、CN108379095A、CN114454392A、CN114558242A 等）、给药和医美装置（例如 CN104043192A、CN105311738A、CN108014413A、CN108744261A、CN111467669A 等）、药物递送（例如 CN115282114A、CN115590810A）以及医美领域的应用（例如 CN108310338A、CN108310620A、CN108853713A 等）。以这些核心技术为基础，优微生物成功构建了一个可溶性微针制剂研发平台，并在国内率先建成了采用高温喷射法制备可溶性微针的全自动生产线，其产品如图 2-36 所示[①]。此外，该公司还成立了全资子公司——海科瑞微医药科技有限公司，专注于将可溶性微针技术应用于医药和医疗器械领域，推动相关产品的开发与应用。优微生物还提供 CRO+CDMO 服务，致力于可溶性微针创新剂型的研发和生产。同时，优微生物还开发了基于微点阵成分控释技术的化妆品，包括抗皱眼贴、美白淡斑贴等微针贴片，如图 2-37 所示，进一步完善了可溶性微针技术的应用领域。

① 优微（珠海）生物科技有限公司官网，http://www.youwebiotech.com。

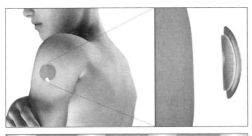

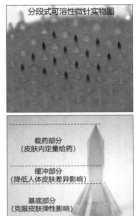

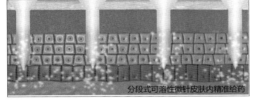

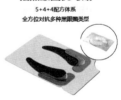

图 2-36　优微生物可溶性微针递药贴片示意图

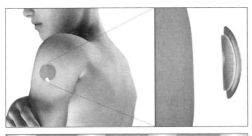

图 2-37　优微生物微针贴片

（3）浙江大学

浙江大学在微针领域的主要发明人是王立教授和俞豪杰教授，其技术集中在糖敏感微针贴（例如 CN109675185A、CN112315895A、CN113197838A、CN113230388A、CN117258127A等），具体为将苯硼酸、含 3- 丙烯酰胺基苯硼酸的共聚物、苯基硼酸 - 聚赖氨酸、3- 丙烯酰胺基苯基硼酸等糖敏感材料作为微针基质材料，用于经皮递送胰岛素，以实现根据血糖浓度实时自适应地控制胰岛素的释放，从而模拟人体一日三餐进食条件下的血糖控制。

（4）武汉衷华脑机融合科技发展有限公司

武汉衷华脑机融合科技发展有限公司自2021年成立以来，已拥有41项与微针技术相关的专利。这家公司的技术路线与常规的微针经皮递送应用不同，其主要聚焦于微针技术在神经接口领域的应用，即将微针与集成电路和芯片相结合（例如CN114209330A、CN114209332A、CN114343655A等），以推动神经性疾病的研究和治疗，如帕金森病、癫痫和特发性震颤等。这一创新的应用方向，为这些疾病的诊断和治疗提供了新的途径。

（5）广州新济药业科技有限公司

广州新济药业科技有限公司成立于2007年，其主营业务为药物制剂研发服务、高端药物制剂研发及成果转化。2024年，公司获批了盐酸右美托咪定微针贴剂用于儿童术前镇静的临床申请，为国内首个获得临床试验批准的药物微针，标志着我国微针技术进入到一个全新的阶段，具有里程碑意义。广州新济药业科技有限公司利用自动快速灌注印制技术，将不同规格、不同参数的材料快速高效地制备成可溶性微针芯片，实现了可溶性微针的批量生产。公司在这一领域的专利成果丰硕，包括CN105498082A、CN105643839A、CN105596287A、CN107184417A、CN110038215A、CN111214755A等。同时，公司技术还积极探索将可溶性微针技术应用于多种药物的递送，如流脑多糖结合疫苗、索马鲁肽、司美格鲁肽、二甲双胍通、米诺膦酸等（例如CN107158368A、CN112274633A、CN114272511A等），以及美白、皮肤抗衰老等化妆品、医美领域的应用（例如CN107375008A、CN111920699A、CN107440934A、CN110664646A等）。为了进一步推动可溶性微晶技术的应用和研发，广州新济药业科技有限公司成立了子公司——广州新济薇娜生物科技有限公司，致力于提供专业的可溶性微针技术应用及研发服务，以满足不断增长的市场需求和推动行业创新。

（6）中科微针和苏州纳通生物纳米技术有限公司

中科微针和苏州纳通生物纳米技术有限公司均是中国科学院理化技术研究所的研究人员创办的科技成果转化企业，其中苏州纳通生物纳米技术有限公司是 2007 年由徐百博士和高云华博士等人创办，中科微针是 2018 年由高云华博士创办，二者研究重点有所不同。苏州纳通生物纳米技术有限公司微针技术主要集中在固体微针，涉及实心硅微针芯片、金属微针芯片（例如 CN1569271A、CN1562402A 等），基于这些技术，苏州纳通生物纳米技术有限公司成功开发了"纳米晶片"产品，主要应用于医美领域。

中科微针的研究重点则在可溶性微针，同时还涵盖了包衣微针和水凝胶微针，公司在微针的结构优化（例如 WO2020043167A1、CN110870943A、WO2020043168A1、CN115089862A 等），成针基质的优化（例如 CN106806354A、WO2019007380A1、CN110947085A、WO2021047628A1、CN113797155A 等）等方面取得了显著成果。此外，中科微针还积极将微针用于疫苗、疫苗佐剂、酯类药物、胰高血糖素样肽 1 受体激动剂等药物的递送（例如 CN105311000A、CN116943008A、CN115887351A 等），以及在美白、祛斑、抗皱等化妆品领域中应用（例如 CN115869411A、CN116672275A、WO2021047629A1）。值得一提的是，中科微针对其核心专利进行了国际布局，以期在全球范围内推广其微针技术，提升公司的国际竞争力。

总的来说，中科微针和苏州纳通生物纳米技术有限公司虽然同出自中国科学院理化技术研究所，但在微针技术的研究和应用上各有千秋，分别在可溶性微针和固体微针领域取得了突破性进展，为我国微针技术的发展做出了重要贡献。

2.3 小结

从近几十年微针的专利申请趋势来看，中国申请量变化和全球基本保持一致，目前已经进入快速发展期。我国在该领域虽起步较晚，但国内申请人对该领域展现出了浓厚的研发兴趣和热情，从而使得微针技术后来居上，为该技术在国内快速发展注入了强劲动力。进一步分析在中国申请的申请人国别，中国申请人遥遥领先于其他国家，其申请量远大于其他国家申请量的总和，可见，我国微针技术专利申请总量的提高是由国内申请人主导。

通过对全球微针技术专利申请的地域分析，可以发现中国、美国、日本和韩国是该技术的主要创新源头和市场。美国3M公司的申请量位居榜首，其技术重点集中在包衣微针和空心微针，并且已经成功实现了商业化。这不仅标志着3M公司在微针技术领域的创新成果获得了市场的认可，也显示了其在实际应用中的领先地位。在排名前十的申请人中，学校和科研机构共计4所，这表明科研院校在推动微针技术发展方面扮演着至关重要的角色。在国内，排名前十的申请人中学校和科研机构占8所。可见，这一现象在国内更为显著，凸显这些机构在推动微针技术发展中的核心作用。

中国的微针技术专利申请情况揭示了该技术在国内的发展具有明显的地域性，主要集中于经济较为发达的地区以及东部沿海地区，未来在推动微针技术进一步发展和普及时，需要考虑地区间的平衡发展。与此同时，国内企业对可溶性微针的研究给予了更多的关注，其产品和研发管线在可溶性微针领域有较多的布局。此外，我国在微针技术领域的发展呈现出多元化和专业化的特点，从基础研究到"产学研"的成果转化，再到国际市场的拓展，都显示出了强劲的创新能力和发展潜力。

国内外重要申请人的技术内容分析表明，微针产品目前主要聚焦于医疗美容市场。产生这一现象的原因有两方面：首先，微针的技术壁垒相对较高，其在药物递送和诊断监测领域的应用还相对有限；其次，目前市场上的医美护肤产品通常包含已经通过验证的具有明确功效的成分，消费者对这些产品的认知度较高，购买意愿也相对较强。企业选择进入需求大且行业壁垒相对较低的医美市场，可以更快地获得现金流，并在积累一定收入后，再向其他领域拓展。广州新济药业的盐酸右美托咪定微针贴剂获得临床试验批准，这预示着我国在微针药物递送技术领域迈入了一个新的发展阶段。然而，目前国内外尚无药用的微针产品上市，这表明微针技术领域仍然存在着巨大的发展空间和潜力。

3

脂质体和脂质纳米颗粒药物制剂

　　根据 FDA 发布的 *Liposome Drug Products Guidance for Industry*，脂质体（liposome）被定义为由双层（单层）和（或）多个同心双层（多层）组成的囊泡，由两亲性分子如磷脂形成，这些分子通过水性隔间包围一个中央水性隔间。在脂质体药物产品中，药物成分通常包含在脂质体中。这里的"包含"既可以指"被包裹（encapsulated）"，也可以指"嵌入（intercalated）"。"被包裹"指的是药物成分位于一个水性空间内，而"嵌入"指的是药物成分被整合到一个双层结构中。通常，水溶性药物包含在水性隔间中，而疏水性药物包含在脂质体的脂质双层中。通过脂质体的存在，添加如聚乙二醇和（或）胆固醇及其他潜在的添加剂，可以改变药物在脂质体配方中的释放，以及调整其他特性，如脂质体的清除和循环半衰期[①]。由于脂质体结构与细胞膜相似，并具有高度的生物相容性和生物可降解性，故这种技术可以应用于药物输送系统、基因载体以及化妆品等领域。

　　对于脂质纳米颗粒（lipid nanoparticles，LNPs），从技术角度讲，脂质纳米颗粒是包含脂质的纳米颗粒，这使得脂质体成为脂质纳米颗粒的一种。然而，在当下科学文献中，使用"脂质纳米颗粒"或"LNP"这个术语来描述一种特定的此类颗粒，

[①] FDA, Liposome Drug Products Guidance for Industry, 2018.

它与脂质体不同。脂质体与 LNPs 最显著的区别在于它们的形态，以及由此延伸出的成分。脂质体有一个被包围的水相体积，而 LNPs 则没有。相反，LNPs 在颗粒的核心含有脂质，以及 RNA 或 DNA 等核酸。虽然 LNPs 可以采取多种形式，但最常见的是由多层向中心收缩的脂质环形成的多层核心结构，其中脂质环由脂质和核酸构成，核酸穿插在脂质层之间。根据 LNP 中各个脂质成分的具体组成和比例，可以产生出与传统脂质体相比非常不同的形态特征[①]。

制造脂质体和 LNPs 的工艺技术和步骤在上游生产过程中有所不同，但与下游过程步骤中相似。对于传统的脂质体，首先使用溶剂稀释等过程形成粗制脂质体。然后，通过挤出或其他过程减小粒径，以达到目标粒径分布范围。然后通过切向流过滤（TFF）等系统进行纯化。最后一个阶段是终端灭菌。对于 LNPs，首先在溶剂如乙醇中准备脂质库存溶液，以及在酸性缓冲液中的核酸。然后通常使用微流体混合系统处理形成颗粒和减小尺寸。为了达到中性缓冲液，需要通过透析进行缓冲液交换，并添加冷冻保护剂。然后，就像普通的脂质体一样，进行终端灭菌以完成 LNP 配方[①]。

本章将从脂质体药物制剂的产业现状出发，深入探讨全球脂质体药物制剂的专利技术。重点关注脂质体技术的演进趋势和关键材料的创新，旨在为科研机构、制药公司等本领域的专业人士提供宝贵的信息资源。这将有助于他们明确研发创新的路径，并制定出与行业发展趋势相匹配的专利布局策略。

---

① https://healthcare.evonik.com/en/news-and-events/blog/lnps-vs-conventional-liposomes-222475.html.

3.1 脂质体/LNPs药物制剂的技术发展现状

3.1.1 概述

近年来，我国政府机构频繁出台政策，强调要优先发展包括脂质体、脂质微球、纳米制剂在内的先进药物制剂技术。2021年12月，工业和信息化部联合国家发展和改革委员会等九个部门发布了《"十四五"医药工业发展规划》。该规划在化学药品技术领域，特别强调了开发具有高度选择性、长效和控制释放特性的复杂药物制剂技术，这包括微球等注射剂型、缓释和控制释放的口服多颗粒系统，经皮、植入、吸入和口腔速溶膜等给药系统，以及药物与医疗器械组合产品。在生物药品技术领域，该规划提出了开发新的生物药品给药方式和创新的递送技术作为重点研究方向。

脂质体最初由 Bangham 等人在1965年描述为肿胀的磷脂体，由至少一个脂质双层组成[1]。活性药物成分可以被纳入这些脂质体囊泡的脂质双层或亲水核心中。与传统的药物递送系统相比，脂质体表现出更好的特性，包括定位靶向、持续或控制释放、保护药物免受降解和清除、优越的治疗效果和较低的

---

[1] A.D.Bangham, M.M.Standish, J.C.Watkins.Diffusion of univalent ions across the lamellae of swollen phospholipids [J]. Journal of Molecular Biology, 1965, 13 (1): 238–252.

毒副作用[①、②、③]。脂质体还可以在同一纳米颗粒中封装亲水性和疏水性药物成分,用于可能的组合疗法④。因此,脂质体纳米载体被认为是用于检测和治疗各种疾病最成功的纳米颗粒药物输送系统之一。此外,还可以使用新型脂质开发具有响应性的脂质体。例如,阳离子脂质的成功临床使用使得 Onpattro® 获得批准。Onpattro® 是 FDA 批准的首个用于治疗由遗传性转甲状腺素(hATTR)淀粉样变性引起的神经损伤的 siRNA 脂质体纳米药物⑤。使用阳离子脂质在酸性 pH 值下显示正电荷,但在生理 pH 值下几乎中性,与永久带正电荷的脂质相比,减少了免疫毒性和细胞毒性。此外,具有相对较短酰链的聚乙二醇(PEG)- 脂质可以形成直径 100 nm 或更小的未屏蔽颗粒,促进了目标细胞的摄取。

　　脂质体可以根据其隔室结构和层状结构被分类为单室囊泡(ULVs)、少室囊泡(OLVs)、多室囊泡(MLVs)和多囊泡脂质体(MVLs)。OLVs 和 MLVs 显示出非洋葱状结构,但分别呈现 2～5 层和超过 5 层的同心脂质双层。与 MLVs 不同,MVLs 包含数百个非同心的含水腔室,由单层脂质膜界定,并显示出蜂窝状结构。根据粒径大小,ULVs 可以进一步细分为小单室囊泡(SUVs,30～100 nm)、大单室囊泡(LUVs,大于 100 nm)和巨大单室囊泡(GUVs,大于 1 000 nm)。不同大小

---

① R.Tenchov, R.Bird, A.E.Curtze, et al.Lipid Nanoparticles-From Liposomes to mRNA Vaccine Delivery, a Landscape of Research Diversity and Advancement[J].ACS Nano, 2021, 15(11):16982-17015.

② M.Dymek, E.Sikora.Liposomes as biocompatible and smart delivery systems-the current state[J].Adv Colloid Interface Sci, 2022, 309:10257.

③ P.Liu, G.Chen, J.Zhang.A Review of Liposomes as a Drug Delivery System: Current Status of Approved Products, Regulatory Environments, and Future Perspectives[J].Molecules, 2022, 27(4):1372.

④ N.Filipczak, J.Pan, S.S.K.Yalamarty, et al.Recent advancements in liposome technology[J].Adv Drug Deliv Rev, 2020, 156:4-22.

⑤ https://www.fda.gov/news-events/press-announcements/fda-approves-first-its-kind-targeted-rna-based-therapy-treat-rare-disease.

范围的 ULVs 已被报道，即粒径小于 200 nm 的 SUVs 和粒径在 200 ～ 500 nm 的 LUVs[①]。

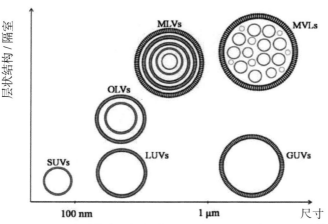

图 3-1 脂质体囊泡根据其层状结构 / 隔室和粒径的分类[①]

"脂质纳米颗粒"这个术语是在纳米科学和纳米技术时代开始时，即 20 世纪 90 年代初期才被广泛使用的。由于脂质体由脂质构成，并且在大多数情况下尺寸为纳米级，因此脂质体也被认为是第一代脂质纳米颗粒[②]。脂质纳米颗粒是治疗性核酸传递的理想载体。近期，脂质纳米颗粒最引人注目的成就当属作为辉瑞（Pfizer）/BioNTech 和莫得纳（Moderna）两家公司 COVID-19 mRNA 疫苗的递送系统。这些疫苗通过将编码 SARS-CoV-2 病毒刺突蛋白的 mRNA 传递到宿主细胞质中，使得 mRNA 得以翻译成刺突蛋白，进而激发机体产生针对该病毒的免疫应答。

---

① P. Liu, G. Chen, J. Zhang.A Review of Liposomes as a Drug Delivery System: Current Status of Approved Products, Regulatory Environments, and Future Perspectives[J].Molecules, 2022, 27（4）: 1372.

② R. Tenchov, R. Bird, A.E. Curtze, et al.Lipid Nanoparticles-From Liposomes to mRNA Vaccine Delivery, a Landscape of Research Diversity and Advancement[J].ACS Nano, 2021, 15（11）: 16982-17015.

脂质纳米颗粒旨在克服裸核酸载荷传递的挑战，包括由于生物机制降解导致的不稳定性以及无法穿越膜屏障的能力。LNPs 是通过五种不同组分的共组装而成，通常采用快速溶剂混合：阳离子脂质、辅助磷脂、聚乙二醇（PEG）－脂质、甾醇和核酸。每种脂质组分在 LNP 货物封装和传递效率中都发挥作用[1]。

阳离子或可电离脂质（在酸性 pH 值下）促进与核酸负电荷主链的静电相互作用。这种静电相互作用有助于将核酸货物封装在电子密集的 LNP 核心内。永久性阳离子脂质可能导致不必要的毒性和免疫反应问题，因此生产上越来越多地采用可电离脂质[2]。可电离脂质在 LNP 形成期间带正电荷（pKa 6 ~ 6.5），而在生理 pH 下大多呈中性。在循环期间保持中性 pH 有助于防止负电荷生物分子的吸附，从而防止被免疫细胞快速清除并增加循环时间。可电离脂质还能促进核酸货物的释放，这是由于可电离脂质在内质网膜的质子化状态下能与核酸货物的静电相互作用[3]。

辅助磷脂（例如 DSPC、DOPE、DOPC 等）增加了 LNP 双层的稳定性，有助于防止核酸货物泄漏。磷脂对于促进细胞摄取的膜融合过程也至关重要。

甾醇组分（即胆固醇）影响双层膜的流动性和渗透性，并通过与磷脂膜的水相中的羟基头基相互作用填补其他磷脂之间

① G.B.Schober, S.Story, D.P. Arya.A careful look at lipid nanoparticle characterization：analysis of benchmark formulations for encapsulation of RNA cargo size gradient［J］.Sci Rep., 2024, 14（1）：2403.

② S.Cui, Y.Wang, Y.Gong, et al.Correlation of the cytotoxic effects of cationic lipids with their headgroups［J］.Toxicol. Res.（Camb），7（3）：473-479.

③ L.Cui, M.R.Hunter, S.Sonzini, et al.MechanisticStudies of an Automated Lipid Nanoparticle Reveal Critical Pharmaceutical Properties Associated with Enhanced mRNA Functional Delivery In Vitro and In Vivo［J］.Small, 2022, 18（9）：e2105832.

的空隙。因此，胆固醇在脂质双层的排列中非常重要，并通过更紧密的脂质包装提供结构稳定性。

PEG 脂质共轭物的主要作用是减小 LNP 尺寸，通过网状内皮系统防止 LNP 快速清除，通过空间排斥稳定 LNP，并防止由于从表面延伸出的亲水链导致的蛋白质吸附。

鉴于这些优点，在过去几十年中，已有 18 种脂质体 / 脂质纳米颗粒药物制剂获得 FDA 或 EMA 批准，用于癌症治疗、真菌感染、肺部感染、核酸治疗、疼痛管理、病毒疫苗和光动力疗法的临床治疗（表 3–1）。还有许多脂质体纳米药物，如 T4N5 脂质体洗剂和 Liprostin™ 也在临床三期试验中。除了 Arikayce®（吸入给药）之外，所有这些获批的药物制剂都需要静脉 / 脊椎给药。其他给药途径，如口服、皮下和舌下途径也正在探索。

脂质体 /LNPs 药物行业的产业链可以分为三个主要部分：上游、中游和下游。上游环节主要由生产脂质体 /LNPs 原料药的公司构成，这些原料药是制造脂质体 /LNPs 药物的基础成分。中游环节则包括将这些原料药加工成最终脂质体 /LNPs 药物制剂的企业。下游环节则涉及脂质体 /LNPs 药物的应用领域，主要为各级医疗机构和患者提供治疗。这些药物在医院中被广泛用于治疗各种疾病，从而满足患者的医疗需求。

我国的脂质体 /LNPs 药物市场主要由盐酸多柔比星脂质体注射液、注射用两性霉素 B 脂质体和注射用紫杉醇脂质体三种主要产品占据。从 2016 年到 2019 年，这一市场的销售额经历了显著增长，从 32.7 亿元跃升至 62.2 亿元，显示出 23.90% 的年均复合增长率。然而，2019 年脂质体注射剂市场销售额触及高点后，2020 年出现了同比下滑[①]。这种下降主要归因于两个因素：一是新冠疫情的影响，导致医疗资源重新分配，影响了脂质体注射剂的销售；二是近两年来，一些新批准的创新药物

---

① https://new.qq.com/rain/a/20220823A01NXM00.

和治疗方法开始在癌症治疗领域占据市场份额，从而对脂质体化疗药物的需求造成了一定的冲击。

3.1.2 阿霉素

自 20 世纪 60 年代被阿霉素首次发现以来，其一直是广泛使用的化疗药物，显示出对血液肿瘤和实体瘤的广谱抗癌活性。但由于其毒性副作用，阿霉素的长期临床使用受到限制。其中，心脏毒性是阿霉素的主要剂量限制效应。阿霉素的累积剂量从 550 mg/m^2 到 700 mg/m^2 可以使充血性心力衰竭（CHF）的发生率从 5% 增加到 48%[1]。其他常见的阿霉素诱导的毒性效应包括急性恶心和呕吐、口腔炎和骨髓抑制。鉴于其严重的副作用，迄今为止，人们已经探索了几种纳米载体用于阿霉素的输送，但只有脂质体最终获得临床使用批准。到目前为止，有四种 FDA 批准的脂质体阿霉素制剂上市，分别为：Doxil$^®$、LipoDox$^®$、Myocet$^®$ 和 ThermoDox$^®$。

Doxil$^®$ 是 FDA 批准的第一种脂质体阿霉素，用于治疗与艾滋病相关的卡波西肉瘤，后来用于卵巢癌和多发性骨髓瘤。Doxil$^®$ 含有包裹在聚乙二醇化单层脂质体中的阿霉素，直径小于 100 nm。因此，在静脉给药后，脂质体阿霉素纳米颗粒可以减少被单核吞噬细胞系统（MPS）的摄取，从而在血液中停留更长时间。毛细血管外渗后，聚乙二醇化层和相对较小的颗粒大小通过增强渗透保留（EPR）效应有助于这些纳米颗粒在肿瘤组织中的特异性积累。同时，包裹的阿霉素分子远离潜在毒性部位，显著降低心脏和胃肠道毒性[2]。

---

① W.Gu, G.P.Andrews, Y.Tian.Recent Clinical Successes in Liposomal Nanomedicines［J］.International Journal of Drug Discovery and Pharmacology, 2023, 2（1）：52–59.

② P.M.Girard, O.Bouchaud, A.Goetschel, et al.Phase Ⅱ study of liposomal encapsulated daunorubicin in the treatment of AIDS–associated mucocutaneous Kaposi's sarcoma［J］.AIDS, 1996, 10（7）：753–757.

临床上，所有阿霉素脂质体制剂都报告称即使在更高的累积剂量（＞500 mg/m²）下也减少了 CHF 的发生率。例如，在一项与艾滋病相关的卡波西肉瘤研究中，在 82 名接受高剂量阿霉素治疗（＞500 mg/m²）的患者中只有一名记录了不良事件[①]。这些关键数据最终导致 FDA 批准 Doxil 用于治疗与艾滋病相关的卡波西肉瘤患者。在另一项涵盖超过 700 万患者的分析中，与接受常规阿霉素治疗的患者相比，接受脂质体制剂（Doxil®、LipoDox® 和非聚乙二醇化 Myocet®）治疗的患者观察到的不良事件显著减少[②]。与其他抗癌疗法相比，Doxil® 还显示出增加的响应率（45.9% 的患者对 Doxil® 响应，而仅 24.8% 对长春新碱响应）[③,④]。

然而，在静脉给药后，由于聚乙二醇化涂层，Doxil® 在皮肤中有优先浓度。少量阿霉素可能从手掌和脚底的毛细血管中泄漏出来。这种泄漏的结果是皮肤触痛、发红和剥落。Doxil® 的这种副作用被称为掌跖红斑性疼痛症（PPE）或手足综合征（HFS），这是剂量限制的[⑤]。Myocet® 是一种没有聚乙二醇涂

① Hortobagyi G N.Anthracyclines in the treatment of cancer: an overview[J]. Drugs, 1997, 54（suppl. 4）: 1–7.

② A.Fukuda, K.Tahara, Y.Hane, et al.Comparison of the adverse event profiles of conventional and liposoma formulations of doxorubicin using the FDA adverse event reporting system[J].PLoS One, 2017, 12（9）: e0185654.

③ D.W.Northfelt, B.J. Dezube, J.A.Thommes, et al.Pegylated–liposomal doxorubicin versus doxorubicin, bleomycin, and vincristine in the treatment of AIDS–related Kaposi's sarcoma: results of a randomized phase Ⅲ clinical trial[J]. J.Clin. Oncol., 1998, 16（7）: 2445–2451.

④ M.E.R.O' Brien, N.Wigler, M.Inbar, et al.Reduced cardiotoxicity and comparable efficacy in a phase Ⅲtrial of pegylated liposomal doxorubicin HCl（CAELYX™/Doxil®） versus conventional doxorubicin forfirst–line treatment of metastatic breast cancer[J].Ann. Oncol., 2004, 15（3）: 440–449.

⑤ S.M.Rafiyath, M.Rasul, B. Lee, et al.Comparison of safety and toxicity of liposomal doxorubicin vs. Conventional anthracyclines: a meta–analysis[J].Exp. Hematol. Oncol., 2012, 1（1）: 10.

层的脂质体阿霉素制剂；因此，其不会导致类似的 PPE[①]。此外，Myocet[®] 远离心脏，导致与阿霉素释放相关的心脏毒性降低[②]。目前，Myocet 已获得欧洲药品管理局（EMA）批准，与环磷酰胺联合用于治疗转移性乳腺癌。

3.1.3 两性霉素B

与脂质体抗癌药物制剂的快速发展形成对比的是，其他适应证的应用却落后了。一个重要的临床应用是封装和输送两性霉素 B（AmB）抗真菌药物。针对真菌感染全球行动基金（GAFFI）估计，超过 3 亿人患有严重的真菌感染，每年有超过 150 万人死亡[③]。侵袭性真菌疾病（IFDs）现在作为全球被忽视的热带疾病的一部分出现，其中慢性疾病可能对患者产生长期后果[④]。此外，COVID-19 疫情的爆发加速了 IFDs 的负担和全球抗真菌药物的短缺[⑤, ⑥]。

自 20 世纪 50 年代以来，AmB 一直是 IFDs 的首选药物，

---

① S.Rivankar.An overview of doxorubicin formulations in cancer therapy[J]. J. Cancer Res. Ther., 2014, 10（4）: 853–858.

② C.E.Swenson, W.R.Perkins, P.Roberts, et al.Liposome technology and the development of Myocet™（liposomal doxorubicin citrate）[J].The Breast, 2001, 10（Suppl.2）: 1–7.

③ https: //h5.kepuchina.cn/scientificwebsite/article?id=461073.

④ M.L.Rodrigues, J.D.Nosanchuk.Fungal diseases as neglected pathogens: a wake–up call to public health officials[J].PLoS Neglected Trop. Dis., 2020, 14（2）: e0007964.

⑤ A.Raut, N.T.Huy.Rising incidence of mucormycosis in patients with COVID–19: another challenge for India amidst the second wave[J].Lancet Respir. Med., 2021, 9（8）: e77.

⑥ M.Hoenigl.Invasive fungal disease complicating coronavirus disease 2019: when it rains, it spores[J].Clin. Infect. Dis., 2021, 73（7）: e1645–e1648.

并被列入世界卫生组织基本药物清单[①]。AmB 是从土壤放线菌 Streptomyces nodosus 的发酵过程中分离出来的副产品，并于 1956 年首次报告了其抗真菌活性[②]。AmB 引起的肾毒性是常见且严重的[③]。肾毒性的出现机制是由于 AmB 对肾小管细胞的直接细胞毒性，导致肾脏急性小管坏死[④]。Heinemann 还列出了几个限制 AmB 临床使用的因素：①在常规 AmB 的标准剂量（Fungizone，1 mg/kg）下，药物血浆浓度对于对 AmB 更具抵抗力的曲霉属物种来说是不足的；②由于 AmB 与含胆固醇的细胞膜的非特异性结合，AmB 在器官组织中的生物利用度可以忽略不计；③ AmB 的剂量限制毒性（<1.5 mg/kg 每日剂量）显著限制了耐受性[⑤]；④目前使用去氧胆酸 –AmB 的传统治疗与长时间住院治疗显著相关[⑥]。

　　几种 FDA 批准的脂质纳米颗粒或脂质体已成功用于输送 AmB，提高了安全性和有效性，即 AmBisome®（脂质体两性霉素 B，LAmB）、Abelcet®（两性霉素 B 脂质复合体，ABLC）和 Amphotec®（两性霉素 B 胶体分散体，ABCD）。

---

① B.Rivnay, J.Wakim, K.Avery, et al.Critical process parameters in manufacturing of liposomal formulations of amphotericin B［J］.Int. J. Pharm., 2019, 565：447–457.

② H.A.Gallis, R.H.Drew, W.W Pickard.Amphotericin B： 30 years of clinical experience［J］.Rev. Infect. Dis., 1990, 12（2）：308–329.

③ J.R.Wingard, P.Kubilis, L.Lee, et al.Clinical significance of nephrotoxicity in patients treated with amphotericin B for suspected or proven aspergillosis［J］.Clin. Infect. Dis., 1999, 29（6）：1402–1407.

④ Y.Z.Min,J.M.Caster,M.J.Eblan,et al.Clinical translation of nanomedicine［J］. Chem. Rev., 2015, 115（19）：11147–11190.

⑤ V.Heinemann, D.Bosse, U.Jehn, et al.Pharmacokinetics of liposomal amphotericin B （Ambisome） in critically ill patients［J］.Antimicrob. Agents Chemother., 1997, 41（6）：1275–1280.

⑥ J.N.Jarvis, D.S.Lawrence, D.B.Meya, et al.Single–dose liposomal amphotericin B treatment for cryptococcal meningitis［J］.N. Engl. J. Med., 2022, 386（12）：1109–1120.

　　AmBisome/LAmB 被认为是这些基于脂质的配方中的黄金标准，为治疗假定的真菌感染、系统性真菌感染和 HIV 相关真菌感染提供了最佳的安全性和有效性。像 Doxil 配方一样，LAmB 的小粒径（<100 nm）允许更长时间的血浆循环和增强的 AmB 的次级组织分布[①]。基于结构特征，LAmB 被优化以完整的麦角固醇丰富的真菌细胞壁，促进 AmB 的细胞内输送。LAmB 的关键脂质组成已被提出以实现安全性和有效性之间的平衡：①氢化大豆磷脂酰胆碱（HSPC）和二硬脂酰磷脂酰甘油（DSPG）的组合提供了更好的刚性和稳定性，② DSPG 和 AmB 之间的离子复合物形成限制了药物释放；③ AmB 分子在脂质双层内的聚集提高了安全性。

　　在临床上，所有基于脂质的配方，如 LAmB、ABLC 和 ABCD，都能实现比传统 AmB（5 mg/kg）高 15 ～ 75 倍的药物浓度（Cmax）和总系统暴露（AUC）[②]。LAmB 已被证明在多种疾病携带动物模型中输送更高剂量的 AmB 并具有优越的安全性，例如在小鼠和兔模型中以 10 ～ 20 mg/（kg·d）的剂量治疗隐球菌性脑膜炎。Thomas 等人进行了一项Ⅰ—Ⅱ期研究，评估了 LAmB 的安全性、耐受性和药代动力学，以确定 Aspergillus spp. 和其他丝状真菌感染患者的最大耐受剂量（MTD）。他们报告称，15 mg/（kg·d）的剂量耐受性良好，可以有效治疗曲霉病和其他丝状真菌感染[③]。Lorna 等人也得出结论，高剂量的

① A.V.Rodrigues, A.Valério-Bolas, G.Alexandre-Pires, et al.Zoonotic visceral leishmaniasis: new insights on innate immune response by blood macrophages and liver Kupffer cells to Leishmania infantum parasites[J]. Biology, 2022, 11(1): 100.

② W.Boswell, D.Buel, I.Bekersky I.AmBisome (liposomal amphotericin B): a comparative review[J].J.Clin.Pharmacol., 1998, 38(7): 583-592.

③ T.J.Walsh, V.Yelland, M.McEvoy, et al.Safety, tolerance, and pharmacokinetics of a small unilamellar liposomal formulation of amphotericin B (AmBisome) in neutropenic patients[J].Antimicrob. Agents Chemother., 1998, 42(9): 2391-2398.

LAmB［10 mg/（kg·d）］在治疗血液学患者的 IFD 中是有效
且耐受性良好的[①]。这些重要的临床发现导致了针对低资源国家
HIV 相关隐球菌性脑膜炎患者的最大的 AMBITION-cm 全球试
验。单独使用高剂量注射 LAmB 与口服氟胞嘧啶和氟康唑是首
选方案，因为不良事件显著减少。尽管发现它不逊于传统的去
氧胆酸 -AmB 方案，但新的高剂量 LAmB 方案耐受性良好，并
且与较少的住院时间相关。广泛实施将减少医疗工作者照顾 HIV
相关隐球菌性脑膜炎患者的临床工作量[②]。随后，LAmB 方案
被世界卫生组织采纳为隐球菌性脑膜炎患者的首选治疗方案。

3.1.4 脂质体/LNPs制剂的国内代表企业

目前，国内生产脂质体 /LNPs 药物的主要企业包括石药集
团、绿叶制药、复旦张江和上海医药集团旗下的上药新亚等。
这些公司在脂质体 /LNPs 药物的研发和生产方面处于行业领先
地位，并为国内外患者提供了重要的治疗选择。

盐酸多柔比星脂质体注射液是中国对 Doxil® 的首个仿制
药。这款药物是全球首个纳米药物的仿制品，它采用了尖端的
隐形脂质体技术进行封装，形成了具有被动靶向特性的多柔比
星新剂型。在中国，多柔比星目前主要以脂质体的形式进行销
售。根据 2021 年的数据，在样本医院中，该药品的销售额达到
了 46.9 亿元人民币。在这一市场中，石药集团占据了 61% 的市
场份额，复旦张江占据了 12%，而常州金远则占据了 27%[③]。

① L.A.McLintock, G.Cook, T.L.Holyoake, et al.High loading dose
AmBisome is efficacious and well tolerated in the management of invasive fungal
infection in hematology patients［J］.Haematologica, 2007, 92（4）: 572-573.
② J.N.Jarvis, D.S.Lawrence, D.B.Meya, et al.Single-dose liposomal
amphotericin B treatment for cryptococcal meningitis［J］.N. Engl. J. Med.,
2022, 386（12）: 1109-1120.
③ https://www.huaon.com/channel/trend/877546.html.

紫杉醇作为一种源自自然的抗癌药物，因其独特的作用机制而被广泛应用于临床治疗，包括乳腺癌、卵巢癌以及部分头颈癌和肺癌。市场上现有的紫杉醇制剂包括传统的紫杉醇注射剂、紫杉醇脂质体注射剂，以及白蛋白结合型紫杉醇注射剂。绿叶制药生产的力朴素®是目前全球唯一的紫杉醇脂质体产品。在 2019 年之前，紫杉醇脂质体注射剂在市场上的销量占据领先地位。但随着白蛋白紫杉醇制剂这一强有力的竞争产品逐渐获得市场认可，紫杉醇脂质体注射剂的销售额开始呈现下降趋势。这一变化反映了医药市场上新药物和治疗方案对现有药物市场份额的影响[1]。

注射用两性霉素 B 脂质体主要适用于治疗深部真菌感染的患者，尤其是那些因肾功能损害或药物毒性而无法耐受常规剂量两性霉素 B 治疗的患者。相较于多柔比星脂质体注射剂和紫杉醇脂质体注射剂，两性霉素 B 脂质体注射剂在市场上的规模较小。在中国，两性霉素 B 脂质体注射剂的市场份额主要由上海新亚制药公司所占据。这反映了不同脂质体 /LNPs 药物在特定适应证领域的市场接受度和应用广泛性[2]。

（1）石药控股集团

该公司已成功上市两款脂质体注射剂，并有五款脂质体 /LNPs 药物处于研发阶段。盐酸多柔比星脂质体注射液（商品名为多美素®）是石药控股集团推出的首款脂质体注射剂，该药物由公司旗下的新型药物制剂与辅料国家重点实验室研发，并得到了国家重大新药创制项目的支持。多恩达是一种新型升级的米托蒽醌脂质体药物，属于公司自主研发的二类新药，已获得多个国家的专利授权。

---

① https://www.huaon.com/channel/trend/877546.html.
② https://new.qq.com/rain/a/20220823A01NXM00.

（2）绿叶制药

长期专注于包括脂质体在内的新型制剂技术研究，已达到国际领先水平。绿叶制药在 2021 年推出的力朴素®，是全球首个也是目前唯一一个获准在全球销售的紫杉醇脂质体产品。

（3）复旦张江

该公司生产的盐酸多柔比星脂质体注射液（商品名为里葆多®）已获得中国国家药品监督管理局（NMPA，原 CFDA）的生产批准文号（国药准字 H20084432、国药准字 H20123224），并于 2009 年 7 月在中国上市，成为中国首个成功投入生产的 PEG 化脂质体化疗药物。

（4）其他在研项目

在中国，目前有超过 20 个在研的脂质体注射剂项目，包括盐酸伊立替康脂质体注射液、注射用紫杉醇脂质体、注射用硫酸长春新碱脂质体、注射用两性霉素 B 脂质体和注射用熊果酸纳米脂质体等。这些在研项目的治疗应用范围广泛，主要针对肝癌、肺癌、乳腺癌、胃癌等恶性肿瘤领域，同时也包括了真菌感染和术后镇痛等其他医疗领域[①]。参与这些在研脂质体注射剂项目的研发公司主要有石药集团、绿叶制药、南京思科、齐鲁制药、科伦药业和现代药物等，这些企业均为国内规模较大、具有深厚研发实力的传统制药企业。他们通过不断的技术创新和研发投入，推动着国内脂质体/LNPs 药物技术的进步和临床应用的发展。

3.1.5 FDA、EMA、NMPA批准上市的脂质体/LNPs制剂

由 FDA、EMA、NMPA 批准上市的脂质体/LNPs 制剂如表 3-1、表 3-2 和表 3-3 所示。

---

① https://www.huaon.com/channel/trend/877546.html.

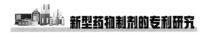

表 3-1　FAD 批准上市的脂质体/LNPs 制剂

药物	商品名	剂型/给药	脂质	厂商	适应证	批准时间
盐酸阿霉素	Doxil/Caelyx®	混悬剂/静脉（IV）	MPEG-DSPE、HSPC、胆固醇	BAXTER HLTHCARE CORP	卵巢癌、卡波西肉瘤、骨髓性黑素瘤	1995 年 11 月 17 日
柔红霉素	DaunoXome®	混悬剂/静脉（IV）	GSPC、胆固醇	GALEN（UK）	卡波氏肉瘤	1996 年 4 月 08 日
两性霉素 B	AmBisome®	冻干粉/静脉（IV）	胆固醇、DSPG	ASTELLAS	系统性真菌感染	1997 年 8 月 11 日
阿糖胞苷	DepoCyt®	混悬剂/鞘内（IT）	胆固醇、三油精、DOPC、DPPG	PACIRA PHARMS INC	淋巴瘤所致脑膜炎	1999 年 4 月 1 日
维替泊芬	Visudyne®	冻干粉/静脉（IV）	DMPC、EPG	VALEANT LUXEMBOURG	湿性老年性黄斑变性	2000 年 4 月 12 日
硫酸吗啡	DepoDur®	混悬剂/硬膜外	DOPC、DPPG、胆固醇、三辛酸三辛酸甘油酯	PACIRA PHARMS INC	术后疼痛	2004 年 5 月 18 日
布比卡因	Exparel®	混悬剂/局部浸润	胆固醇、三辛酸甘油酯、DPPG、DEPC	PACIRA PHARMS INC	术后疼痛	2011 年 10 月 28 日
硫酸长春新碱	Marqibo®	3 支装/静脉（IV）	鞘磷脂、胆固醇	ACROTECH	白血病	2012 年 8 月 9 日
盐酸伊立替康	Onivyde™ MM398	混悬剂/静脉（IV）	DSPC、胆固醇	IPSEN	胰腺癌	2015 年 10 月 22 日

续表

药物	商品名	剂型/给药	脂质	厂商	适应证	批准时间
柔红霉素/阿糖胞苷	Vyxeos® CPX-351	冻干粉/静脉（IV）	胆固醇、DSPC、DSPG	CELATOR PHARMS	白血病	2017年8月3日
重组带状疱疹疫苗	Shingrix®	2支装（粉末和混悬剂）/肌肉（IM）	胆固醇、DOPC	GSK	带状疱疹和疱疹后神经痛	2017年10月20日
帕罗西汀钠	ONPATTRO®	混悬剂/静脉（IV）	DLin-MC3-DNA磷脂、胆固醇、DSPC、PEG$_{2000}$-C-DM	ALNYLAM PHARMACEUTICALS INC	由遗传性转甲状腺素（hATTR）淀粉样变性引起的神经损伤	2018年8月10日
硫酸阿米卡星	Arikayce®	混悬剂/经口吸入	胆固醇、DPPC	INSMED INC	肺部疾病	2018年9月28日
SARS-CoV-2 mRNA疫苗	COMIRNATY®	混悬剂/静脉（IV）	ALC-0315、ALC-0159、DSPC、胆固醇	PFIZER/BIONTECH	新型冠状病毒感染	2021年8月23日
SARS-CoV-2 mRNA疫苗	Spikevax®	混悬剂/静脉（IV）	SM-102、PEG2000-DMG、胆固醇、DSPC	MODERNA INC	新型冠状病毒感染	2022年1月31日

165

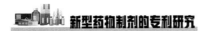

新型药物制剂的专利研究

表 3-2　EMA 批准上市的脂质体制剂

药物	商品名	剂型/给药	脂质	厂商	适应证	批准时间
盐酸阿霉素	Myocet®	3 支装	PC、胆固醇	TEVA	乳腺癌	2000 年7 月 13 日
米伐木肽	Mepact®	冻干粉	MTP-PE	GALEN（UK）	骨肉瘤	2009 年3 月 6 日

表 3-3　国内已上市的脂质体/LNPs 制剂

药物	商品名	剂型/给药	脂质	厂商	适应证	批准时间
两性霉素 B	锋克松®	混悬剂/静脉（IV）	PC	上海上药新亚药业	系统性真菌感染	2020 年6 月 23 日
紫杉醇	力扑素®	混悬剂/静脉（IV）		南京绿叶制药	卵巢癌、乳腺癌、非小细胞肺癌	2020 年6 月 30 日
盐酸多柔比星	多美素®	混悬剂/静脉（IV）		石药集团欧意药业	卡波氏肉瘤	2021 年7 月 19 日
盐酸多柔比星	立幸®	混悬剂/静脉（IV）	MPEG-DSPE、HSPC、胆固醇	江苏金远药业	卡波氏肉瘤	2022 年1 月 5 日
盐酸米托蒽醌	多恩达®	混悬剂/静脉（IV）		石药集团中诺药业	外周 T 细胞淋巴瘤	2022 年1 月 7 日
布比卡因	艾恒平®	混悬剂/静脉（IV）		江苏恒瑞	术后疼痛	2022 年11 月 30 日
盐酸多柔比星	里葆多®	混悬剂/静脉（IV）		上海复旦张江	卡波氏肉瘤	2023 年2 月 14 日
盐酸多柔比星	智赛®	混悬剂/静脉（IV）		浙江智达药业	卡波氏肉瘤	2023 年2 月 14 日
盐酸伊立替康	多恩益®	混悬剂/静脉（IV）		石药集团欧意药业	胰腺癌	2023 年 9月 12 日
盐酸多柔比星		混悬剂/静脉（IV）		浙江圣兆药物	卡波氏肉瘤	2023 年9 月 12 日
盐酸伊立替康	越优力®	混悬剂/静脉（IV）		江苏恒瑞	胰腺癌	2023 年12 月 29 日

166

3.2 脂质体/LNPs药物制剂的专利分析

从专利的角度对脂质体/LNPs 药物制剂进行分析，除了能全面了解该领域的技术发展状况，也能关注产业实践的应用方向。本节重点在全球专利数据库中对涉及脂质体/LNPs 药物制剂的专利技术进行系统检索和数据分析，数据检索截至 2024 年 4 月 1 日，合并同族后，共得到 26 678 项涉及脂质体/LNPs 药物制剂的专利申请。

3.2.1 脂质体/LNPs药物制剂的专利申请趋势

通过对脂质体/LNPs 药物制剂 60 年的全球专利申请趋势进行分析，图 3-2 表明 1982 年之前为探索阶段，年申请量不足 30 项。1982—1999 年为起步阶段，呈现缓慢提升趋势，年申请量提升到 300 项左右。2000—2018 年为第一个快速发展期，申请量快速提升并保持在每年 800 ～ 1 000 项区间内波动。2018 年随着首个核酸类脂质体/LNPs 药物 ONPATTRO® 的上市又进入第二个快速发展期，申请量不断上升，到 2021 年已超 1 600 项。由于专利申请到公开有滞后时间，2022—2024 年申请的部分专利还未公开，因此并不能客观反映此时间段的申请情况。可以看出，从 1964 年由英国专家 Bangham 等人首次提出脂质体的概念，到 1995 年第一个商业化产品盐酸多柔比星脂质体注射液（Doxil®）才由 FDA 批准上市，脂质体/LNPs 药物制剂经历了近 30 年的技术储备期。但伴随着脂质体/LNPs 药物制剂制备工艺和脂质体材料的不断优化，脂质体/LNPs 药物制剂进入了快速发展期。

由于脂质体/LNPs 药物制剂在国内起步较晚，且中国首部

专利法于 1985 年 4 月 1 日才正式实施，1993 年前我国脂质体 /
LNPs 药物制剂年申请量仅个位数。直到 1995 年随着 FDA 批准
上市了全球第一款脂质体 /LNPs 药物制剂，我国年申请量才首
次突破 30 项。之后开始逐步增加，受全球整体状况影响，我国
年申请量虽在 2011—2015 年间增长停滞，但之后又开始稳步上
升并一直维持至今，2021 年已超过 500 件，表明脂质体 /LNPs
药物制剂在中国逐渐受到更多关注，该技术在我国不断发展。

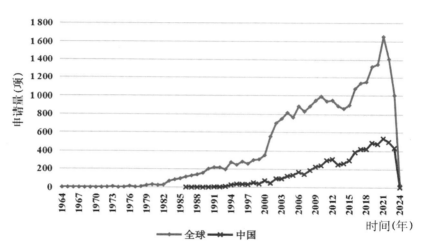

图 3-2　脂质体 /LNPs 药物制剂的申请趋势

3.2.2　脂质体/LNPs药物制剂的申请人地域分布

图 3-3 和 3-4 反映了脂质体 /LNPs 药物制剂的专利申请
人地域分布情况。在全球范围内，申请量排名前三的国家为美
国、中国和日本；美国的领先优势明显，中国则在努力追赶。

进一步分析在中国申请申请人国别，中国申请人遥遥领先
于其他国家，其申请量远大于其他国家申请量的总和，可见，
我国脂质体 /LNPs 药物制剂技术专利申请总量的提高基本上是

由国内申请人主导，反映了国内申请人对该领域关注度逐渐增加，对国内市场前景持乐观态度。可以预期的是，在未来的脂质体/LNPs 药物制剂领域，中国的创新主体将作出更大的贡献。同时，美国作为全球申请量最多的国家，在我国也进行了相当数量的专利布局，制药领域较为领先的日本、德国、韩国、瑞士等国的申请人也在中国提出了较多的专利申请，体现出中国作为脂质体/LNPs 药物制剂目标市场的重要性。

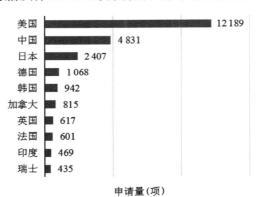

图 3-3　全球申请申请人的地域分布（前 10 名）

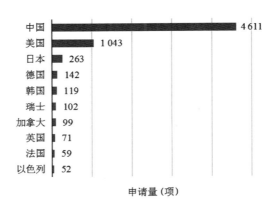

图 3-4　中国申请申请人的地域分布（前 10 名）

3.2.3　脂质体/LNPs药物制剂的主要申请人

如图3-5所示，通过对全球申请人的分析可以看出，加利福尼亚大学的申请量排名第一。全球排名前十的申请人中企业和高校各占一半。可见，该领域的技术创新产业化程度较高，理论研究与产品实现并重，前期创新成果能够较为充分地实现市场转化。莫德纳公司具有上市的脂质体COVID-19疫苗，阿尔尼拉姆制药公司具有上市的帕罗西汀钠注射液。基因转译生物科学公司（Translate Bio INC）和泰尔茂（Terumo CORP）均有产品进入临床。欧莱雅集团的脂质体产品则主要集中于化妆品领域。

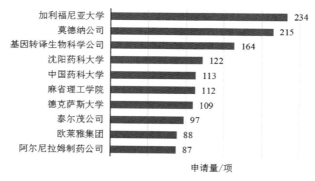

图3-5　全球申请人排名（前10名）

进一步分析国内申请人，如图3-6，排名前十的国内申请人均为高校，这一现象表明我国在脂质体/LNPs药物制剂技术研究方面还是由高校等科研机构牵头，企业参与度尚不足。科研院所是科技原始创新与推动新技术产业发展的核心力量，拥有丰富的人才和科技资源，承担着许多重大科研任务和课题，因而也形成了大批专利成果。排名前十的申请人没有知名药企，这在一定程度上说明相应领域我国创新技术的产业化程度较低，通过与全球申请人排名前十对比，我国在该领域产业化能力仍然落后。进一步分析中国申请人类型占比可知，企业型申请人占比超过 49.2%。该项数据也从侧面反映出我国脂质体 / LNPs 药物制剂领域已经从最初的基础研究技术积累开始逐步向产业化发展，更多以盈利为目的的创新主体投入到创新研发中。

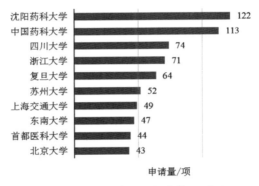

图 3-6　中国申请人排名（前 10 名）

3.2.4　脂质体/LNPs药物制剂的高校、科研院所专利运营情况

专利申请的数量是创新实体对专利保护意识的一种体现，而专利的授权数量则在一定程度上反映了专利的技术深度，这更能体现一个产业的核心竞争力，并且可以有效地展示专利技术的市场潜力。在我国，脂质体 /LNPs 药物制剂领域的发明专利中，目前有 1 933 项专利已经获得授权并保持有效。如图 3-7，在授权专利数量的排名中，沈阳药科大学不仅在申请量上位居首位，在授权专利数量上也处于领先地位。在排名前十的申请人中，全部为高校。而在前二十名中，如果排除日东电工株式会社，实际上只有两家中国企业进入榜单。从各类申请人所持有的授权专利比例来看，企业占 45.2%，而高校和科研机构

则占 50.2%。这表明，在脂质体/LNPs 药物制剂这一领域，高校和科研机构拥有更多的专利技术。从专利数量来看，更接近市场的创新实体——企业，在专利技术拥有量方面并不占优势。

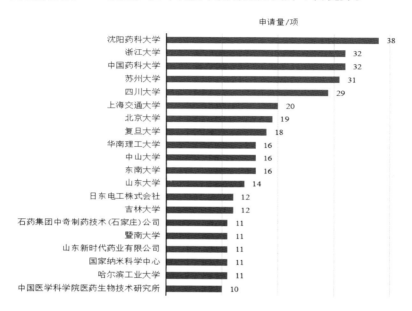

图 3-7 拥有中国授权专利的申请人排名（前 20 名）

专利的转让、许可和质押是专利技术运营的关键方式，它们不仅体现了专利技术通过实际应用转化为市场价值的能力，也是创新驱动经济高质量发展的直接体现。作为创新的主要源泉，高校和科研院所持有近 1 000 项授权专利。然而，由于缺乏产业化经验、生产条件和资金等因素的限制，这些机构往往通过合作申请、许可或转让专利来实现其专利技术的价值。本节内容将深入分析高校和科研院所在专利权的转让、许可和合作实施等方面的情况，目的是对这些创新实体的专利运营状况进行准确的评估和定位。

经统计，在脂质体/LNPs 药物制剂领域，高校及科研院所类申请人共有 164 件专利发生过转让行为，专利转化率近 16%。从转让数量看，沈阳药科大学、苏州大学、湖南师范大学、山东师范大学和深圳先进技术研究院并列第一但均只有 5 件。这一数据反映出，高校及科研院所的相关技术通过转让后实现市场应用的程度并不充分。

相比于专利转让，该领域的专利许可数据更少，仅 22 件发生了许可，有效发明专利的许可率不足 3%；通过许可使自身专利权实现技术价值的程度并不高。

专利是评价一个产业创新能力的有力指标，而协同创新则是增强自主创新能力的有效手段。联合申请专利的情况可以作为衡量协同创新水平的一个标准。高校或科研单位与企业联合申请的专利，不仅作为产学研合作的重要成果，架起了高校的技术成果与企业的生产及市场需求之间的桥梁，同时也是"产、学、研"深度合作的显著标志，体现了高校、科研机构和企业在技术攻关上的紧密协作。在脂质体 /LNPs 药物制剂这一领域，高校和科研院所共有 224 项专利是与企业共同申请的，占总专利数量的 7.5%，这表明在该领域的技术进步中，产学研合作的技术创新尚未占据主导地位。

分析表明，尽管高校和科研院所是本领域主要的创新实体，拥有近 1 000 项授权专利，但能够通过许可实施等方式转化为经济价值的专利数量相对较少，表明该领域的技术转化应用水平有待提升。同时，产学研合作的成效并不显著，高校和科研院所的研究成果中只有少数能够实际应用于生产并产生经济效益。这反映出目前该领域的专利技术与市场需求之间存在一定的脱节。尽管专利数量庞大，但真正能够解决产业问题并带来市场效益的高价值专利仍然不多，这是我国大多数高校和科研院所在专利技术方面普遍面临的问题。因此，作为创新的关键力量，高校等科研机构应更加关注市场需求，突破现有研究的局限，在深入调研产业需求的基础上，开展与产业协同、服务产业发展的研发活动，并积极规划具有产业应用前景的前瞻性专利。

3.2.5　脂质体/LNPs药物制剂的重点申请人专利布局分析

通过对脂质体/LNPs 药物制剂的全球和中国主要申请人进行梳理，结合临床和上市产品数量选取部分重点申请人，并对其产品的专利技术布局情况进行详细分析。

1）帕西拉制药有限公司（PACIRA PHARMS INC）

帕西拉制药有限公司是一家位于美国的全球制药公司，成立于 2006 年 12 月，专注于非阿片类药物疼痛管理和再生健康解决方案的开发和提供。公司的主导产品 Exparel® 是一种脂质体注射布比卡因，属于酰胺类局麻药，用于术后镇痛长达 72 小时。该公司 2007 年 3 月就已开展关于 Exparel® 的业务，2011 年 10 月 28 日，Exparel® 获得美国 FDA 批准。公司的其他脂质体产品还包括 DepoCyt® 是一种阿糖胞苷脂质体混悬剂，用于治疗淋巴瘤导致的脑膜炎；DepoDur® 是一种脂质体注射硫酸吗啡，同样用于术后镇痛。公司通过收购获得了 Flexion Therapeutics 的三款产品，包括 ZILRETTA、FX201 和 FX301，这些产品都与非阿片类药物疼痛管理相关。公司在 2023 年的收入为 6.75 亿美元①。

公司开发的 DepoFoam 药物传递技术是一种创新的药物封装和递送系统，它使用多囊脂质体（multivesicular liposomes）来包裹药物分子，旨在提供一种新型的缓释药物递送方法。DepoFoam 技术中的脂质体具有蜂窝状或"石榴状"结构，由非同心的水性多面体隔室组成，这些隔室由连续的脂质膜隔开。这种独特的结构允许 DepoFoam 脂质体封装亲水性和亲脂性药物，并以长时间和可控的方式释放这些药物。DepoFoam 技术

① https://news.futunn.com/hk/post/39038439?level=1&data_ticket= 1718358392945327.

具有高包封率、生物利用度、生物相容性和稳定性，并且具有天然可生物降解性，适用于治疗慢性疾病。通过 DepoFoam 技术封装的药物可以降低给药频率，实现药物的持续释放，从而减少患者频繁给药的不便，并可能提高治疗效果[①]。目前公司对 DepoFoam 技术仍在不断地研究和发展中，以将其应用扩展到治疗领域的各个方面，包括治疗蛋白的持续释放制剂的开发。DepoFoam 技术因其独特的药物递送能力，为非阿片类药物疼痛管理和再生健康解决方案的开发提供了强大的平台。

该公司在脂质体 /LNPs 领域的相关专利布局路线图如图 3–8 所示。

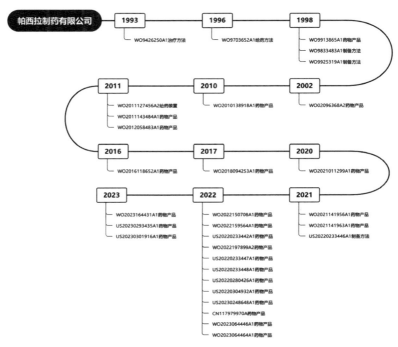

图 3–8　帕西拉制药有限公司脂质体 /LNPs 药物制剂专利布局

---

① B.Salehi,A.P.Mishra,M.Nigam,et al.Multivesicular Liposome（Depofoam）in Human Diseases［J］.Iran J Pharm Res., 2020, 19（2）: 9–21.

1993 年 5 月 14 日提交的 WO9426250A1 是 DepoFoam 技术用于封装药物的首篇专利，也是 DepoCyt® 的核心专利。该专利请求保护一种通过将阿糖胞苷封装于脂质体中直接施用于患者的脑脊液来改善神经障碍的方法。阿糖胞苷的临床有效性大大增强，有效剂量水平可以在相对长的时间内保持。所述脂质体包含多个非同心腔室，其允许阿糖胞苷至存留在所述脑 – 心室空间。

1996 年 7 月 12 日提交的 WO9703652A1 请求保护一种具有持续释放速率的治疗化合物的硬膜外施用方法。该专利是 DepoDur® 的核心专利，将 DepoFoam 技术扩展到用于阿片类药物（如硫酸吗啡）和其他治疗性化合物的给药，并且采用硬膜外单次剂量给药以实现阿片类药物持续释放速率。该制剂可立即导致最大镇痛，并在接下来的几天内提供逐渐的镇痛。该过程通过消除连续输注、多次推注或安置导管的需要，简化并降低了硬膜外镇痛的总成本。它还降低了感染和呼吸抑制的可能性。

1998 年 9 月 18 日提交的 WO9913865A1 请求保护一种用于提供局部麻醉剂的药物组合物。该专利是 Exparel® 的核心专利，将 DepoFoam 技术扩展到用于二甲苯胺类麻醉剂（如布比卡因）的给药。其具有高包封率并能在体内缓慢释放。当包封的麻醉剂作为单次皮内剂量施用时，与未包封的麻醉剂的注射相比，局部注射部位处的药物的麻醉持续时间和半衰期增加，麻醉剂的最大耐受剂量也显著增加。

2002 年 5 月 31 日提交的 WO02096368A2 请求保护一种用于疏水剂的持续释放的脂质体或微球体，疏水剂是粒径为 1 nm 至 1 μm 的纳米混悬液中的纳米颗粒。该专利将 DepoFoam 技术扩展至疏水纳米颗粒的递送。

2011 年 5 月 12 日提交的 WO2011143484A1 请求保护一种

用于治疗类风湿性关节炎、牛皮癣、狼疮、硬皮病、干燥综合征和癌症的制剂。所述制剂包含含有甲氨蝶呤的多囊脂质体。其施用导致 MTX 的 Cmax 在 MTX 的立即释放剂型的 Cmax 的 5%～50%，其持续时间持续为 1～30 天，制剂稳定至少两年，并且可以通过 27～31G 的针规递送。

2011 年 10 月 27 日提交的 WO2012058483A1 请求保护一种用于治疗疼痛和炎症的多囊脂质体制剂，包括非甾体抗炎药和包封非甾体抗炎药的多囊脂质体。该制剂可以使未包封的 NSAID 的副作用最小化，同时保持或改善功效。用于治疗疼痛和炎症的 NSAID 在延长的时期内释放（长达 2 周），因此患者需要不频繁地给药。此外，所述制剂可提供比口服速释剂型更平坦的药代动力学特征，在皮下或肌内施用时提供了更长的持续时间和更少的副作用。

2016 年 1 月 20 日提交的 WO2016118652A1 请求保护一种用于治疗、改善或预防失血的药物组合物，包括含有氨甲环酸的多囊脂质体。该组合物使包封的氨甲环酸的副作用最小化，同时保持或改善功效并延长作用持续时间。

2017 年 11 月 17 日提交的 WO2018094253A1 请求保护一种用于治疗疼痛或炎症的具有多个不同心内部隔室的多囊泡脂质体的制剂，包括包含有美洛昔康锌复合物的多囊泡脂质体。所述制剂表现出高包封产率和持续释放性质，在保持或改善功效的同时最小化美洛昔康的副作用。

2020 年 7 月 9 日提交的 WO2021011299A1 请求保护一种用于治疗或改善疼痛或焦虑的多囊脂质体制剂，其包含包封在多囊脂质体的右美托咪定，提高了脂质膜的强度，载药量和收率。

2021 年 1 月 6 日提交的 WO2021141956A1 请求保护一种治疗疼痛包括向受试者施用包含多囊脂质体和水相的药物

组合物，所述多囊脂质体包含磷酸布比卡因。所述药物组合物用于治疗对象中与剖宫产手术相关的疼痛。同日提交的WO2021141963A1请求保护一种通过蛛网膜下给药持续释放脂质体麻醉剂组合物治疗疼痛的方法，该方法包括将包封在多囊脂质体的右美托咪定药物组合物注射到受试者的蛛网膜下腔中，所述方法提供改善的药代动力学性质。2022年1月10日提交的WO2022150708A1请求保护一种治疗患者的髋部疼痛的方法，包括施用包含磷酸布比卡因的多囊脂质体的药物组合物，所述药物组合物通过针注射施用，其中针尖位于所述注射针的远端，并且注射所述组合物发生在所述针的远端部分与髂前下棘（AIIS）对齐并靠近所述AIIS并且位于所述AIIS和腰部肌腱之间的腰肌腱侧向时，并且其中所述针尖与所述腰部肌腱和耻骨支之间的肌筋膜平面间隔开。2022年3月17日提交的WO2022197899A2请求保护一种治疗儿科疼痛，包括施用包封磷酸布比卡因的多囊脂质体。2023年2月21日提交的WO2023164431A1请求保护一种治疗心脏电风暴或心肺疾病的方法，包括向星状神经节的神经或星状神经节外周的自主神经组织区域施用包含布比卡因多囊脂质体的组合物。所述组合物可用于抑制室性心律失常，同时限制患者突然接触大容量的长效麻醉剂，以及减少或中断对患者心血管系统的交感神经刺激。

2022年10月13日提交的WO2023064446A1请求保护一种用于治疗例如疼痛的组合物，包括包封有地塞米松多囊脂质体。所述组合物满足了对具有延长的持续释放曲线的稳定地塞米松制剂的需要，以提供有效药物水平的多天暴露，并伴随疼痛缓解，所述疼痛缓解也比颗粒类固醇更安全；确保长效制剂将允许患者接受单次注射。

除了扩展治疗剂的范围，帕西拉制药有限公司也在持续优化 DepoFoam 技术，包括改进多囊泡脂质体各方面性能、优化生产工艺、生产设备和给药方法等。

1998 年 1 月 29 日提交的 WO9833483A1 请求保护一种利用中性脂质修饰多囊脂质体体内释放的方法。通过选择中性脂质组分来调整快速释放中性脂质与缓慢释放中性脂质的摩尔比，进而改变包封的活性化合物从多囊脂质体（MVL）制剂中的释放速率。其中所述缓慢释放中性脂质选自由三油酸甘油酯、三棕榈油酸甘油酯、三肉豆蔻脑甘油酯、三月桂酸甘油酯、三癸酸甘油酯及其混合物组成的组，并且所述快速释放中性脂质选自由三辛酸甘油酯、三己酸甘油酯及其混合物组成的组。

1998 年 11 月 13 日提交的 WO9925319A1 请求保护一种持续释放多囊泡脂质体的生产方法。通过使用静态混合器将第一 w/o 乳液与第二水溶液组合以形成 w/o/w 乳液，以商业规模制备多囊脂质体。从所得乳液中除去溶剂以形成含有多囊脂质体的组合物。该方法减少了工艺时间，降低了脂质颗粒在制备过程中受到的剪切应力，减少了脂质颗粒的破损。

2010 年 5 月 28 日提交的 WO2010138918A1 请求保护一种作为佐剂用于增加含有治疗剂的大直径合成膜囊泡的注射体积和分散的透明质酸酶。透明质酸酶可以水解透明质酸，可降低细胞外基质的黏度，导致皮下给药液体的扩散和吸收增加。将透明质酸酶作为佐剂，以增加含有一种或多种治疗剂的多囊泡脂质体的注射体积和分散效果。

2011 年 4 月 8 日提交的 WO2011127456A2 请求保护一种用于形成含有大直径合成膜囊泡的药物制剂的三通道雾化喷嘴。所述设备和方法以快速的方式以较小的空间在商业规模上制造大直径合成膜囊泡，例如多囊泡脂质体。优选的治疗剂是布比卡因。

2021 年 1 月 22 日提交的 US20220233446A1、2022 年 1 月 20 日提

交的 WO2022159564A1、2022 年 2 月 1 日提交的 US20220233442A1、2022 年 4 月 13 日提交的 US20220233447A1、2022 年 4 月 13 日提交的 US20220233448A1、2022 年 5 月 19 日提交的 US20220280426A1、2022 年 6 月 14 日 提 交 的 US20220304932A1、2022 年 9 月 14 日 提 交 的 US20230248648A1、2022 年 10 月 13 日 提 交 的 CN117979970A、2023 年 5 月 30 日 提 交 的 US20230293435A1 和 US20230301916A1 请求保护一种以商业规模制备布比卡因包封的多囊脂质体的方法和所述方法制备的用于治疗疼痛的含有布比卡因多囊脂质体组合物，涉及使用独立操作的双切向流过滤模块制备布比卡因多囊脂质体。该脂质体适于直接人给药而无需进一步纯化，是一种改进的大规模生产方法，以满足日益增长的实质性市场需求。所述用于治疗疼痛的含有布比卡因多囊脂质体组合物，其包含：①布比卡因，其驻留在由脂质膜隔开的 MVLs 的多个内部水性室内，其中所述脂质膜包含 1，2- 二芥酰基磷脂酰胆碱（DEPC）、1，2- 二棕榈酰基 -sn- 甘油基 -3 磷酸 -rac-（1- 甘油）（DPPG）和至少一种中性脂质。②水性介质，所述包封布比卡因的 MVLs 悬浮在所述水性介质中，其中所述组合物在 25℃下储存一个月后，所述组合物中的芥酸浓度为约 23 μg/mL 或更低。

2022 年 10 月 13 日提交的 WO2023064464A1 请求保护包含高浓度布比卡因的多囊脂质体制剂。最终水性悬浮液中的布比卡因浓度为 18 ～ 40 mg/mL。所述组合物能够提供 8 ～ 14 天的布比卡因缓释；能够实现手术后疼痛管理和慢性疼痛管理；满足了对具有延长释放时间的更高剂量布比卡因多囊脂质体制剂的需要。

2）莫得纳公司

莫得纳公司（MODERNA INC）是一家领先的生物技术公

司，专注于开发基于信使 RNA（mRNA）的创新疗法和疫苗。该公司成立于 2010 年，总部位于美国马萨诸塞州。其公司拥有行业内领先的 mRNA 技术平台，这种技术诞生于哈佛大学干细胞研究所和哈佛医学院的研究员 Derrick Rossi 的实验室。公司的研发管线涵盖多个治疗领域，包括传染病疫苗、心血管疾病、肿瘤和罕见病。公司已经成功开发出了七大治疗模式，如预防性疫苗、全身性分泌和细胞表面疗法、癌症疫苗等。自成立以来，该公司得到了包括 Flagship Pioneering 以及其他投资机构的支持。该公司的重要里程碑事件包括：2011 年，正式开始运作，Stéphane Bancel 加入成为创始 CEO。2018 年 12 月，公司在纳斯达克上市，创造了首次公开募股的记录[①]。2020 年 3 月，FDA 批准了公司的 2019 冠状病毒病（COVID-19）候选疫苗的临床试验。COVID-19 疫苗：在 COVID-19 大流行期间，公司迅速行动，开发出了 mRNA-1273，这是一种针对新型冠状病毒的疫苗，已获得紧急使用授权，并在全球范围内推广接种。公司的 mRNA 技术在疫苗开发中显示出巨大的潜力，其 COVID-19 疫苗的成功开发和分发增强了公司在全球医疗健康领域的影响力。公司正持续扩展其研发管线，并探索 mRNA 技术在其他医疗领域的应用，包括针对流感、人类呼吸道合胞病毒（RSV）等的疫苗。

莫得纳公司在脂质体 /LNPs 领域的专利布局如图 3-9 所示。

---

① https://www.huxiu.com/article/452098.html.

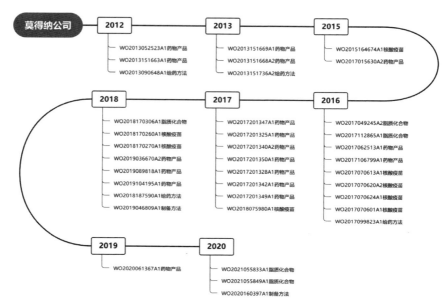

图 3-9 莫得纳公司脂质体 /LNPs 药物制剂专利布局（有效）

2012 年 10 月 3 日提交的 WO2013052523A1 是莫得纳公司最为核心的专利，其请求保护一种编码多肽的分离的多核苷酸，包含具有修饰的核苷 / 核苷酸的连接核苷 / 核苷酸数目的序列；5'- 非翻译区；用于治疗例如癌症的 3'- 非翻译区和帽结构，以及包含所述分离的多核苷酸和药学上可接受的赋形剂的药物组合物。其中所述分离的 mRNA 被 N1- 甲基假尿苷完全修饰。该修饰能在很大程度上防止 IFN-α 和 TNF-α 产生。所述赋形剂可以选自脂质纳米颗粒。

2012 年 12 月 14 日提交的 WO2013090648A1 请求保护一种在哺乳动物细胞或组织中产生多肽的方法，包括使所述哺乳动物细胞或组织与包含编码所述多肽的修饰的 mRNA 的制剂接触，其中所述制剂包含例如纳米颗粒。优选的组合物为包含修饰的 mRNA 的纳米颗粒制剂，其中所述纳米颗粒包含至少一种脂质。包含修饰的 mRNA 的纳米颗粒制剂进一步包含融合脂质、胆固醇或 PEG 脂质。包含修饰的 mRNA 的纳米颗粒制剂具有 50：10：38.5：（1.5～3.0）的摩尔比［阳离子脂质：融合脂质：胆固醇：聚乙二醇（PEG）脂质］。所述制剂可以有效地促进核酸向靶向细胞的体内递送，而不产生先天免疫应答。

2015 年 4 月 23 日提交的 WO2015164674A1 请求保护一种核酸疫苗，公开了一种新型疫苗，主要由以下两种成分构成：① RNA 多核苷酸：包含一个或多个开放阅读框，这些开放阅读框编码抗原性多肽。这些 RNA 分子被封装在阳离子脂质纳米颗粒中，其组成比例为阳离子脂质占 20%～60%，非阳离子脂质占 5%～25%，固醇占 25%～55%，以及聚乙二醇（PEG）修饰的脂质占 0.5%～15%。②纳米颗粒封装的 RNA 多核苷酸：包含一个或多个开放阅读框，用于编码第一抗原性多肽。这些 RNA 分子被封装在平均直径为 50～200 nm 的纳米颗粒中。

2016 年 12 月 10 日提交的 WO2017099823A1 请求保护一种用于递送治疗剂的组合物和方法，脂质纳米颗粒（Lipid Nanoparticles，LNP）的重复使用可能会导致加速血液清除（Accelerated Blood Clearance，ABC）现象，从而降低药物递送效率。为了解决这一问题，可以采用以下策略：①分剂量递送：首先向患者施用第一剂量的 LNP，这第一剂量的 LNP 在施用时不会引起促进 ABC 的免疫应答。②时间间隔：在第一剂量和第二剂量之间设置适当的时间间隔，以减少患者体内对 LNP 的免疫记忆。③第二剂量递送：在第一剂量后，向患者施用第二剂量的 LNP。通过上述策略，第二剂量的 LNP 递送时不会引起 ABC 反应。④治疗剂的递送：通过上述递送策略，患者能够接受一定量的用于治疗特定疾病的治疗剂。这种方法的目的是：避免因 LNP 重复使用而产生的 ABC 现象，从而提高药物递送的效率和安全性。降低与 LNP 介导的药物递送相关的剂量限制毒性（Dose-Limiting Toxicity， DLT）和 ABC。确保治疗水平的蛋白质或其他治疗剂能够有效地递送到患者体内。提高涉及 LNP 介导的药物递送的治疗方案的治疗指数，即提高治疗效果与副作用之间的比例。

2018 年 4 月 5 日提交的 WO2018187590A1 请求保护一种顺序递送包封编码用于治疗例如病毒感染的蛋白质的核酸的脂质纳米颗粒的方法。通过以多个剂量向受试者皮下施用包含编码蛋白质的核酸的 LNP，增加涉及 LNP 介导的核酸药物递送的治疗方案的治疗指数，其中每个剂量在另一剂量的三周内顺序施用；将试剂递送至受试者，包括：①静脉内施用第一剂量的包含编码治疗性蛋白质或细胞内蛋白质的多核苷酸的 LNP；②通过非静脉内途径施用第二或随后剂量的治疗性蛋白质、细胞内蛋白质或包含编码治疗性蛋白质的多核苷酸的 LNP，其中任选地，第二或随后剂量在第一或先前剂量的 2 周内施用；③重复步骤②至少一次，并且试剂任选地与不促进 ABC 和（或）ADA 的 LNP 一起配制；并包含 LNP 和编码掺入其中的蛋白质的 mRNA 的皮下制剂的组合物，所述 LNP 包含可电离的阳离子脂质、聚乙二醇（PEG）- 脂质、固醇和辅助脂质，其中所述 mRNA 包含至少一个用于在免疫细胞中表达的微 RNA 的微 RNA 结合位点，并且所述 LNP 和 / 或微 RNA 结合位点相对于单独编码蛋白质的化学修饰的 mRNA 增加大于 10% 的治疗指数。

2018 年 8 月 17 日提交的 WO2019036670A2 请求保护一种包含配制在载体中的编码抗原的 mRNA 和载体的疫苗组合物，其中疫苗组合物在哺乳动物受试者中表现出阈值差异 T 细胞活化潜能。其中所述载体是脂质、脂质体、脂质纳米颗粒。其中所述疫苗组合物在哺乳动物受试者中表现出阈值差异 T 细胞活化电位（DTCAP）。其中所述 DTCAP 计算为注射部位（T-SUPPIS）的 T 细胞抑制值与引流淋巴结（T-SUPLN）

的 T 细胞抑制值的比值。其中注射部位处的 T 细胞抑制值与T-SUPPLN 的比例为至少 10∶1 以产生阈值 DTCAP，且其中如果 T-SUPPLN 不可检测，那么使用基线最小值来计算所述比率。则使用基线最小值来计算比值。

2018 年 8 月 31 日提交的 WO2019046809A1 请求保护一种通过将包含可电离脂质的脂质溶液与包含核酸的溶液混合来产生核酸脂质纳米颗粒组合物的方法，在形成前体核酸脂质纳米颗粒之后使用修饰剂制备核酸脂质纳米颗粒组合物的新方法，所述方法包括前体纳米颗粒形成：将含有可电离脂质的脂质溶液与含有核酸的溶液混合，形成前体核酸脂质纳米颗粒。修饰剂添加：向上述前体纳米颗粒中加入包含修饰剂的脂质纳米粒修饰剂，以形成修饰后的核酸脂质纳米颗粒。其中所述前体核酸脂质纳米颗粒还包含第一 PEG 脂质。其中修饰剂是与第一 PEG 脂质相同的第二 PEG 脂质，或者修饰剂是聚乙二醇醚（BRIJ）。纳米颗粒处理：对前体或修饰后的核酸脂质纳米颗粒进行处理，以形成最终的核酸脂质纳米颗粒组合物。所述核酸脂质纳米颗粒可用于将治疗剂和（或）预防剂例如核酸递送至哺乳动物细胞或器官，以例如调节多肽，蛋白质或基因表达。

2020 年 1 月 31 日提交的 WO2020160397A1 请求保护一种制备脂质纳米颗粒制剂的方法，该方法包括：将包含可电离脂质的脂质溶液与包含第一缓冲剂的水溶液混合，从而形成包含脂质纳米颗粒的脂质纳米颗粒溶液；以及向脂质纳米颗粒溶液中加入包含核酸的核酸溶液，从而形成与核酸相关联的脂质纳米颗粒制剂。所述脂质纳米颗粒制剂的 pH 值在 4.5 ～ 8.0。其中脂质溶液、脂质纳米颗粒和（或）脂质纳米颗粒制剂进一步包含聚乙二醇（PEG）脂质。

得益于莫得纳公司的 mRNA 平台，公司可以很快研发出针对不同靶标的核酸药物，进而快速扩展自己的专利池。

2013 年 3 月 9 日提交的 WO2013151663A1 请求保护一种用于生产膜蛋白质的修饰的多核苷酸。分离的和修饰的多核苷酸包含：①连接核苷的第一区域，所述第一区域编码感兴趣的多肽，所述感兴趣的多肽选自 SEQ ID NOs.8144–16131；②位于第一区域 5'末端的第一侧翼区域；③位于第一区 3'末端的第二侧翼区；④用于制备含有编码特定多肽的多核苷酸的脂质纳米颗粒制剂。通过将含有特定脂质混合物的第一乙醇溶液快速注射到第二水溶液中来制备 LNPs。这一过程涉及快速混合，以促进脂质和多核苷酸的有效封装。第一乙醇溶液中包含的脂质成分包括：1，2- 二硬脂酰基 -3- 磷脂酰胆碱（DSPC）；A-［3'-（1，2- 二肉豆蔻酰基 -3- 丙氧基）- 甲酰胺 - 丙基］- 甲氧基 - 聚氧乙烯（PEG-c-DOMG）。这些脂质以特定的摩尔比混合：脂质：DSPC：胆固醇：PEG-c-DOMG =50：10：38.5：1.5。最终脂质浓度控制在大约 25 mM。第二水溶液是含有编码目的多肽的多核苷酸的柠檬酸钠缓冲溶液，其浓度为 1 ～ 2 mg/mL，pH 值约为 3。快速注射过程产生的悬浮液含有 33% 的乙醇，并且总脂质与多核苷酸的质量比至少为 10：1。制备得到的 LNPs 制剂粒度范围在 80 ～ 160 nm；多分散性指数（Polydispersity Index， PDI）在 0.02 ～ 0.20；脂质与多核苷酸的比值（wt/wt）在 10 ～ 30。

2013 年 3 月 9 日提交的 WO2013151668A2 和 WO2013151669A1 请求保护一种用于治疗例如狼疮的包含连接的核苷的新的分离的多核苷酸，将编码所述多肽的多核苷酸配置为脂质纳米颗粒制剂，所述脂质是二甾醇磷脂酰胆碱：胆固醇：PEG-c-DOMG 的混合物，以产生 50：10：38.5：1.5 的摩尔比并且具有 25 mM 的最终脂质浓度，悬浮液中总脂质与多核苷酸质量比为至少 10：1。所述脂质纳米颗粒制剂具有 80 ～ 160 nm 的粒度、0.02 ～ 0.20 的多分散指数和 10 ～ 30 的脂质与多核苷酸比值（wt/wt）。

2013 年 3 月 15 日提交的 WO2013151736A2 请求保护一种在体内产生用于治疗感染如肺炎、足癣、莱姆病的多肽方，包括使哺乳动物细胞、组织或生物体与编码多肽如 α – 甲基酰基 –CoA 消旋酶的分离的 mRNA 接触。所述 mRNA 被配制为脂质体制剂。所述制剂包含脂质，并且其中所述脂质选自 DLIN–DMA、DLIN–K–DMA、DLIN–KC2–DMA、98N12–5、C12–200、DLIN–MC3–DMA、DODMA、DSDMA、DLENDMA、RELNPs、PLGA 和 PEG 化脂质及其混合物。

2016 年 7 月 22 日提交的 WO2017015630A2 请求保护胞内信使核糖核酸的生产结合多肽及其使用方法，公开了一种新型的修饰信使 RNA，用于编码具有胱抑蛋白 A（SteA）突变多肽支架的多肽，这个突变多肽支架设计有结合多肽的结构域，可以与 p53 结合。这种多肽在癌症治疗中具有潜在的应用，尤其是针对肝癌和结肠直肠癌等恶性肿瘤。该 mmRNA 与脂质纳米颗粒（LNP）结合形成的药物组合物，通过激活 p53 等肿瘤抑制蛋白，这种策略可能有助于重新平衡癌细胞的生物学行为，促使其走向凋亡，从而抑制肿瘤的生长和扩散。

2016 年 10 月 5 日提交的 WO2017062513A1 请求保护一种降低或抑制受试者中的抗药物抗体应答包括施用编码感兴趣的多肽的修饰的信使 RNA（mmRNA），其中所述 mmRNA 包含：① 微小 RNA（miR）–142–3p miRNA 结合位点；② miR–126 结合位点；③ miR–142–3p miRNA 结合位点和 miR–126 结合位点，并且其中所述 mmRNA 包含经修饰的核碱基，使得受试者中对感兴趣的多肽的抗药物抗体应答被降低或抑制。所述 mmRNA 和脂质纳米颗粒（LNP）形成的药物组合物用于降低或抑制抗药物抗体应答、药物相关毒性，所述药物组合物可进一步用于治疗癌症，包括良性和恶性癌症。

2016 年 10 月 21 日提交的 WO2017070613A1 请求保护一种

人巨细胞病毒（HCMV）疫苗，用于例如预防或治疗对象，优选育龄女性的 HCMV 感染，所述人巨细胞病毒（HCMV）疫苗包含：

（1）①至少一种具有一个或多个编码 HCMV 抗原性多肽糖蛋白 H（gH）、gL、UL128、UL130 和 / 或 UL131A，或其抗原性片段或表位的开放阅读框的 RNA 多核苷酸；②具有编码 HCMV 抗原性多肽 gB，或其抗原性片段或表位的开放阅读框的 RNA 多核苷酸；③载体或赋形剂。

（2）① HCMV 抗原性多肽 gH、gL、UL128、UL130 和 / 或 UL131A，或其抗原性片段或表位；② HCMV 抗原性多肽 gB，或其抗原性片段或表位，其中一种或多种 HCMV 抗原性多肽包含与 HCMV 抗原性多肽连接的信号序列；③编码 HCMV 抗原的 mRNA，其配制在包含式（Ⅰ）的胺化合物或其盐或异构体的脂质纳米颗粒中。

2016 年 10 月 21 日提交的 WO2017070620A2 请求保护一种包含具有编码流感病毒抗原性多肽的开放阅读框的 RNA 多核苷酸的新流感病毒疫苗，其用于诱导针对多种流感毒株的抗原特异性免疫应答和交叉反应性。该疫苗包含一种或多种 RNA 多核苷酸，这些 RNA 分子编码至少一种流感病毒的抗原性多肽或其免疫原性片段。通过向受试者施用疫苗，可以在受试者体内产生针对流感病毒抗原的特异性免疫应答。该疫苗设计为多亚型疫苗，能够提供针对多种流感病毒毒株的交叉反应性保护，至少包含一种共有的血凝素抗原。在哺乳动物模型中，疫苗能够诱导针对多种流感毒株的交叉反应性免疫保护。疫苗接种使用的组合物包含编码流感病毒抗原的 mRNA，该 mRNA 足以在接种后 1 ～ 72 小时内在受试者血清中产生可检测水平的抗原，或产生 1 000 ～ 10 000 的中和抗体中和效价。该疫苗对流感病毒显示出大于 65% 的效力。疫苗能够为受试者提供长达 2 年或更长时间的免疫保护。

2016 年 10 月 21 日提交的 WO2017070624A1 请求保护一种热带病疫苗在用于受试者接种的药物组合物中的应用，包括具有编码热带病抗原性多肽的开放阅读框的核糖核酸多核苷酸。抗原性多肽是选自疟疾、日本脑炎病毒、西尼罗河病毒、东方马脑炎病毒、委内瑞拉马脑炎病毒、辛德毕斯病毒、基孔肯雅病毒、登革热病毒、寨卡病毒和黄热病毒的抗原性多肽。将热带病抗原配制在包含通式（Ⅰ～Ⅱ）的化合物或其盐或异构体的脂质纳米颗粒中。所述热带疾病疫苗能够改善脂质体与不健康组织的附着或激活诸如胞吞作用的事件，其中脂质体可以含有低或高 pH 以改善药物制剂的递送。

2016 年 10 月 21 日提交的 WO2017070601A1 请求保护一种用于例如产生抗原特异性免疫应答的水痘带状疱疹病毒疫苗，包含含有编码水痘带状疱疹病毒抗原性多肽的开放阅读框的 RNA 多核苷酸和载体，其中 5'末端帽是 7 mG（5'）ppp（5'）N1 mpNp。疫苗配制在阳离子脂质纳米颗粒内。阳离子脂质纳米颗粒包含阳离子脂质、聚乙二醇（PEG）修饰的脂质、甾醇和非阳离子脂质。阳离子脂质选自 2，2- 二亚油基 -4- 二甲基氨基乙基 -［1，3］- 二氧戊环（DLin–KC2–DMA）、二亚油基 - 甲基 -4- 二甲基氨基丁酸酯（DLin–MC3–DMA）和 9-（（4-（二甲基氨基）丁酰基）氧基）十七烷二酸二（（Z）-壬 -2- 烯基）酯（L319）。所述阳离子脂质纳米颗粒具有摩尔比为 20%～60% 的阳离子脂质、5%～25% 的非阳离子脂质、25%～55% 的固醇和 0.5%～15%PEG 修饰的脂质。纳米颗粒具有小于 0.4 的多分散性值。纳米颗粒在中性 pH 下具有净中性电荷。所述纳米颗粒的直径为 50～200 nm。

2016 年 12 月 16 日提交的 WO2017106799A1 请求保护一种用于治疗甲基丙二酸血症及其症状的组合物，其包含含有编码微染色体维持蛋白复合物（MCM）多肽的开放阅读框的多核苷酸和递送剂。该组合物具有降低的副作用，并且将 MCM 的细胞表达增加至少 50%，这在 1 个月内将受试者中存在的与甲基丙二酸血症相关的代谢物例如丙酰基 – 肉碱和乙酰基 – 肉碱的水平降低 100%。所述组合物可用于治疗受试者的甲基丙二酸血症 MMA 及相关的症状。

2017 年 5 月 18 日提交的 WO2017201347A1 请求保护一种用于治疗囊性纤维化体征或症状例如人疼痛的药物组合物，其包含脂质纳米颗粒包封的 mRNA，所述 mRNA 包含编码囊性纤维化跨膜传导调节因子的开放阅读框。其包含编码 CFTR 多肽的 ORF，其中 ORF 包含至少一个化学修饰的核碱基、糖、骨架或它们的组合。

2017 年 5 月 18 日提交的 WO2017201325A1 请求保护一种用于减小肿瘤大小或抑制肿瘤生长的组合物，其包含例如编码第一免疫应答引物多肽的多核苷酸或编码第二免疫应答引物多肽的多核苷酸。其中所述多核苷酸选自：①编码白介素（IL）–23 多肽的多核苷酸；②编码 IL–36γ 多肽的多核苷酸；③编码 IL–18 多肽的多核苷酸；④编码分化簇（CD）134（OX40L）多肽的多核苷酸；⑤编码 CD80 多肽的多核苷酸；⑥编码抗细胞毒性 T 淋巴细胞相关抗原 4（CTLA4）抗体的多核苷酸；以及上述所列物质的组合。该发明还涉及一种脂质纳米颗粒，其包含所述多核苷酸。

2017 年 5 月 18 日提交的 WO2017201340A2 请求保护一种用于治疗例如具有心功能障碍的急性冠脉综合征或缺血再灌注的组合物，包含配制在可电离脂质纳米粒子中的具有编码人松弛素蛋白的开放阅读框的 RNA 多核苷酸。其中所述纳米颗粒具有摩尔比为 20% ～ 60% 的可电离脂质、5% ～ 25% 的非阳离子脂质、25% ～ 55% 的固醇和 0.5% ～ 15% 的聚乙二醇修饰的脂质。

2017 年 5 月 18 日提交的 WO2017201350A1 请求保护一

种在受试者中减小肿瘤大小或抑制肿瘤生长包括向受试者施用有效量的组合物，所述组合物具有编码白细胞介素 12 多肽的多核苷酸，并且多核苷酸包含开放阅读框。其中多核苷酸包含编码白介素 12p40 亚基（IL12B）多肽和白介素 12p35 亚基（IL12A）多肽的开放阅读框。所述多核苷酸是体外转录的（IVT）多核苷酸。递送剂包含类脂质、脂质体、脂质复合物、脂质纳米颗粒、聚合化合物、肽、蛋白质、细胞、纳米颗粒模拟物、纳米管或缀合物，优选脂质纳米颗粒。

2017 年 5 月 18 日提交的 WO2017201328A1 请求保护一种用于在人中表达 α – 半乳糖苷酶 A 多肽和治疗或延迟法布里病体征或症状例如疼痛的发作的药物组合物。其包含含有开放阅读框和非翻译区的 mRNA。该发明中使用的 mRNA，在体内施用时，编码人 α – 半乳糖苷酶（GLA），其异构体，其功能性片段，和含有 GLA 的融合蛋白。

2017 年 5 月 18 日提交的 WO2017201342A1 请求保护一种用于例如治疗 Alagille 综合征（ALGS）和延迟 ALGS 体征或症状发作的药物组合物，其包含脂质纳米颗粒包封的包含编码 jagged1 多肽的开放阅读框的 mRNA。mRNA 编码内容：所使用的 mRNA 编码 Jagged1 蛋白、其同种型、功能性片段，以及包含 Jag1 序列的融合蛋白。为了确保 mRNA 能有效递送到细胞和（或）组织，该发明的 mRNA 优选被包裹在脂质纳米粒中。

2017 年 5 月 18 日提交的 WO2017201349A1 请求保护一种用于例如治疗 2 型瓜氨酸血症（CTLN2）及其体征和症状例如嗜睡和记忆丧失的组合物。所述组合物包含 mRNA 和脂质纳米颗粒，所述 mRNA 包含编码柑橘素多肽的 ORF，其中所述 ORF 包含至少一个化学修饰的核碱基、糖和 / 或骨架，以及包含微小 RNA（miRNA）结合位点的非翻译区（UTR）。所述脂质纳米颗粒包含摩尔比为 50：10：38.5：1.5 的化合物 18、1，2–

二硬脂酰基 –sn– 甘油基 –3– 磷酸胆碱（DSPC）、胆固醇和化合物 428。所述组合物和所述多核苷酸可用于：治疗人受试者 CTLN2；用于降低受试者中 CTLN2 的至少一种生物标志物的水平；用于治疗、预防或延迟受试者中 CTLN2 体征或症状的发作。

2017 年 10 月 20 日提交的 WO2018075980A1 请求保护一种用于治疗人巨细胞病毒（HCMV）感染的疫苗，包含：①具有编码例如 HCMV 抗原性多肽 gH、gL、UL128、UL130 和（或）UL131A 或其抗原性片段的开放阅读框的 RNA 多核苷酸；②具有编码 HCMV 抗原性多肽 gB 或其抗原性片段或表位的开放阅读框的 RNA 多核苷酸；③具有编码 HCMV 抗原性多肽 pp65 或其抗原性片段或表位的开放阅读框的 RNA 多核苷酸；④药用载体或赋形剂。所述疫苗配制在脂质纳米颗粒内，其中所述脂质纳米颗粒包含可电离脂质、PEG 修饰的脂质、固醇和非阳离子脂质。

2018 年 10 月 31 日提交的 WO2019089818A1 请求保护一种含有 8–2– 羟基 – 乙基 –7– 壬氧基羰基 – 庚基 – 氨基 – 辛酸 –1– 辛基 – 壬基酯的脂质成分和修饰的 RNA 的纳米颗粒，和用于促进或改善人体伤口愈合的药物组合物。所述纳米颗粒包含脂质组分，所述修饰的 RNA 编码 191 个氨基酸序列（SEQ ID NO：2）的血管内皮生长因子 A（VEGF–A）多肽。所述纳米颗粒可用于药物组合物中，所述药物组合物用于：①促进和（或）改善受试者中的伤口愈合；②诱导哺乳动物组织或受试者中的新血管形成；③诱导哺乳动物组织或受试者中的血管生成；④增加哺乳动物组织或受试者中的毛细血管和（或）小动脉密度。

2018 年 11 月 21 日提交的 WO2019104195A1 请求保护一种具有包含编码丙酰 –CoA 羧化酶 α（PCCA）多肽的开放阅读框

（ORF）的 mRNA 的药物组合物，其中所述组合物当作为单次静脉内剂量施用于有需要的人类受试者。该发明的 mRNA 优选被包封在脂质纳米颗粒中，以在给予受试者时实现对受试者的细胞和（或）组织的有效递送。

除了扩展核酸药物的种类，莫得纳公司也持续关注新型脂质化合物的开发。

表 3-4　莫得纳公司脂质化合物相关专利申请

申请日	公开号	脂质化合物	优点
2016 年 9 月 16 日	WO2017049245A2		改善安全性、功效和特异性
2016 年 12 月 22 日	WO2017112865A1		提高治疗的针对性和效率
2018 年 3 月 15 日	WO2018170306A1		有效地封装和递送核酸
2018 年 3 月 15 日	WO2018170260A1		有效地封装和递送核酸
2019 年 9 月 19 日	WO2020061367A1		有效地封装和递送核酸
2020 年 9 月 18 日	WO2021055833A1		有效地封装和递送核酸

续表

申请日	公开号	脂质化合物	优点
2020 年 9 月 18 日	WO2021055849A1		有效地封装和递送核酸

3）阿尔尼拉姆制药公司（ALNYLAM PHARMA INC.）

阿尔尼拉姆制药公司是一家领先的生物技术公司，专注于RNA 干扰（RNAi）治疗的开发。RNAi 是一种基因沉默技术，可以用于治疗多种遗传性和慢性疾病。公司总部位于美国马萨诸塞州剑桥市，拥有超过 1 800 名员工。公司正在推进基于RNAi 的创新药物深度管线，涵盖遗传病、心脏代谢疾病、传染病、中枢神经系统和眼部疾病等多个治疗领域。该公司计划每年申请 2 ～ 4 个研究性新药（IND）。公司拥有广泛的产品组合，包括已发布和正在申请的专利，以及通过相关州和联邦商业秘密法提供的商业秘密保护来进一步保护其知识产权[①]。公司展现了强劲的商业增长，2023 年的总净产品收入同比增长了39%[②]。公司与多家公司建立了合作关系，包括与 Sanofi、VIR、Regeneron 等公司的合作，以扩展其疗法范围，并增加产品管线的深度和广度。公司曾向辉瑞和莫得纳提起诉讼，指控这两家公司开发的 mRNA COVID-19 疫苗侵犯了其专利。公司在 RNAi肝外靶向疗法领域取得了进展，例如，其用以治疗阿尔茨海默病和脑淀粉样血管病的在研 RNAi 疗法 ALN-APP 展现了临床积极结果[③,④]。

---

① https://www.sohu.com/a/733895550_121124565.
② https://zhuanlan.zhihu.corn/p/677138566.
③ https://new.qq.com/rain/a/20231214A013MT00.
④ https://new.qq.com/rain/a/20230427A06U1200.

　　该公司在脂质体 /LNPs 领域的相关专利布局路线图如图 3-10 所示。

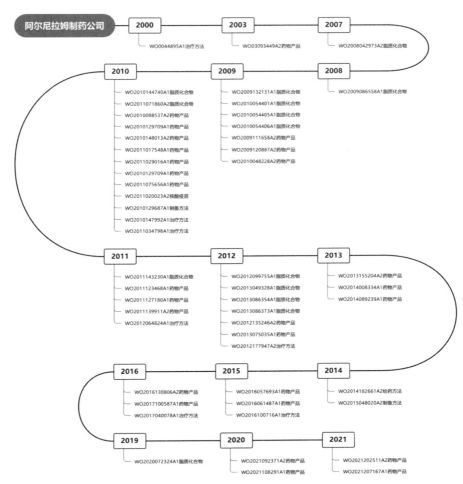

图 3-10　阿尔尼拉姆制药公司脂质体 /LNPs 药物制剂专利布局

通用技术方面

　　2000 年 1 月 29 日提交的 WO0044895A1 请求保护一种通过向细胞施用双链寡核糖核苷酸靶向抑制基因表达的方法，用于治疗人类、动物和植物抵抗病毒感染。所述抑制细胞内预定目标基因表达的方法，将编码至少一个具有双链结构（dsRNA）的寡核苷酸的载体引入细胞内，其中 dsRNA 的一个链具有与目标基因至少部分互补的区域Ⅰ，其特征在于与目标基因互补的区域Ⅰ最多有 49 个连续的核苷酸对。所述 dsRNA 或载体被包裹在胶束结构中，最好是在脂质体中。

2003 年 5 月 6 日提交的 WO03093449A2 请求保护一种用于治疗、稳定或预防哺乳动物疾病或病症的组合物，包括核酸、含有胆固醇或脂肪酸的内体溶解精胺，以及含有细胞表面分子配体的靶向精胺。该组合物的正负电荷比在 0.5 ～ 1.5，包括内体溶解精胺至少占组合物中含精胺分子的 20%；靶向精胺至少占组合物中含精胺分子的 10%。所述内体溶解精胺指的是通过胆固醇或脂肪酸的共价结合修饰的精胺，它促进了内体囊泡的破裂。所述靶向精胺指的是通过共价结合一个细胞表面分子的配体（例如，细胞表面受体、蛋白质或碳水化合物）来修饰的精胺。该配体可以包括任何能够结合细胞表面分子并触发内吞作用的分子。理想情况下，靶向精胺增加了核酸进入目标细胞的引入。

2013 年 7 月 3 日提交的 WO2014008334A1 请求保护一种用于注射给药的药物制剂，该制剂包含阳离子脂质和核酸的脂质纳米颗粒，且在介质中，该制剂具有以下一个或多个特征：①介质基本上不含阴离子；②介质是非离子性的或基本上非离子性的；③制剂的 pH 值低于阳离子脂质的 pKa 值；并且该制剂进一步包含一种酸，且来自该酸的阴离子浓度与酸的浓度之比小于约 0.5。该发明涉及稳定的脂质纳米颗粒药物制剂，其基本上不含大聚集体并且基本上仅包含非离子介质。

2013 年 12 月 4 日提交的 WO2014089239A1 请求保护一种用于制备用于肠胃外施用的药物制剂的脂质纳米颗粒，包含可生物降解的阳离子脂质、聚乙二醇－二棕榈酰甘油、非阳离子脂质、固醇和活性药物成分。生物可降解阳离子脂质、非阳离子脂质、固醇、PEG-DPG 的摩尔比约为 50：10：38.5：1.5。所述脂质纳米颗粒改善了活性药物成分如 siRNA 的递送，并减少了聚集。

2014 年 9 月 23 日提交的 WO2015048020A2 请求保护一种制备包含脂质纳米颗粒的制剂的方法及系统，所述方法包括：①在混合连接器中将第一溶液与第二溶液混合，其中第一溶液包含乙醇溶液，所述乙醇溶液包含一种或多种脂质并且具有 30 mg/mL 的总脂质浓度，第二溶液包含柠檬酸盐缓冲水溶液；所述柠檬酸盐缓冲水溶液包含一种或多种 RNAi 试剂；②在含有缓冲液的容器中稀释所述混合物。

2015 年 10 月 7 日提交的 WO2016057693A1 请求保护一种用于降低或抑制异常蛋白表达的可吸入制剂，其包含配体偶联的寡核苷酸和生理药理学惰性载体颗粒。配体缀合的寡核苷酸是多价 N- 乙酰半乳糖胺缀合的寡核苷酸。惰性载体是包含结晶糖的干粉，优选组分：载体是质量中值直径（MMD）为 0.5 ～ 10 μm 的细颗粒形式或质量直径为 50 ～ 500 μm 的粗颗粒形式。可吸入制剂还包含镁盐；以及包括氨基酸、水溶性表面活性剂、润滑剂和助流剂的添加剂材料。将配体缀合的寡核苷酸配制在脂质体中。

2015 年 12 月 17 日提交的 WO2016100716A1 请求保护一种抑制小干扰 RNA（siRNA）的活性的方法，包括鉴定已接受 siRNA 的受试者，并施用包含修饰寡核苷酸的反向异构体化合物。该方法进一步包括在施用反向异构体化合物后检测反向异构体活性。将反向异构体化合物包封在脂质制剂中。siRNA 是与配体缀合的。反向异构体化合物以序列依赖性方式调节杂交或结合 siRNA 分子，并调节（例如抑制或逆转）它们的活性。

2020 年 11 月 23 日提交的 WO2021108291A1 请求保护一种核苷或寡核苷酸上的游离羟基与 3'-羟基被三异丙基硅醚保护的核苷亚磷酰胺单体偶联合成寡核苷酸，氧化亚磷酸三酯中间体。该方法以简单的方式合成寡核苷酸，产率和纯度高。

新型脂质化合物方面

表 3-5　阿尔尼拉姆制药公司脂质化合物相关专利申请

申请日	公开号	脂质化合物	优点
2007 年 10 月 3 日	WO2008042973A2		增强核酸递送
2008 年 12 月 31 日	WO2009086558A1		增强核酸递送
2009 年 10 月 29 日	WO2009132131A1		增强核酸递送，毒性小光学纯
2009 年 11 月 10 日	WO2010054401A1 WO2010054405A1		增强核酸递送
2009 年 11 月 10 日	WO2010054406A1		增强核酸递送
2010 年 1 月 29 日	WO2010088537A2		增强核酸递送
2010 年 5 月 5 日	WO2010129687A1		增强核酸递送

续表

申请日	公开号	脂质化合物	优点
2010 年 5 月 5 日	WO2010129709A1		增强核酸 递送
2010 年 6 月 10 日	WO2010144740A1		增强核酸 递送
2010 年 12 月 7 日	WO2011071860A2		高效包封 核酸
2011 年 5 月 10 日	WO2011143230A1		增强核酸 递送
2012 年 1 月 11 日	WO2012099755A1		改进的稳 定性，高 药脂比、 高包封率
2012 年 9 月 27 日	WO2013049328A1		高药脂比
2012 年 12 月 7 日	WO2013086354A1		增强核酸 递送
2012 年 12 月 7 日	WO2013086373A1		增强核酸 递送
2019 年 9 月 27 日	WO2020072324A1		生物 可降解

适应证方面

2009 年 3 月 5 日提交的 WO2009111658A2 请求保护一种包含双链 RNA（dsRNA）的新组合物，用于抑制细胞中人驱动蛋白家族成员 11（Eg5/KSP）基因和人血管内皮生长因子（VEGF）的表达。其中：第一和第二 dsRNA 均配制在稳定的核酸脂质颗粒（SNALP）中，用于在需要治疗癌症的哺乳动物中预防肿瘤生长、减少肿瘤生长或延长存活。

2009 年 3 月 26 日提交的 WO2009120887A2 请求保护一种包含单链或双链寡核苷酸和乳剂的新组合物，用于制备治疗心脏、肺和（或）肌肉疾病的药物。包括使哺乳动物与所述寡核苷酸接触，其中所述寡核苷酸已被配制在配制的脂质颗粒（FLiP）乳液中，并且其中所述乳液的大小为至少 100 nm；所述脂质颗粒是脂质体，其包含通过亲脂性接头分子与单链或双链寡核苷酸聚集的三酰甘油、磷脂、甘油和一种或多种脂结合蛋白，其中所述脂质体对心脏、肺和（或）肌肉组织具有亲和力。

2009 年 10 月 20 日提交的 WO2010048228A2 请求保护一种用于抑制运甲状腺素蛋白表达和用于治疗疾病例如运甲状腺素蛋白淀粉样变性或肝病的新双链核糖核酸。用于抑制 TTR 基因表达的药物组合物，其包含上述 dsRNA 和药物载体，或包含 dsRNA 和稳定的核酸–脂质颗粒（SNALP）制剂，其中 SNALP 制剂包含比率分别为 57.1/7.1/34.4/1.4 的 DlinDMA、二棕榈酰磷脂酰胆碱（DPPC）、胆固醇和聚乙二醇（PEG）2000–cDMA。通过向人施用治疗量的上述 dsRNA 用于抑制 C3a 或其衍生物的表达来治疗由 TTR 表达介导的病症。

2010 年 6 月 15 日提交的 WO2010147992A1 请求保护一种向受试者施用靶向基因的中性脂质体配制的短干扰 RNA 以治疗例如高脂血症包括施用增加低密度脂蛋白受体水平的方法。将中性脂质体配制的前蛋白转化酶枯草杆菌蛋白酶 kexin–9

（PCSK9）靶向的双链 RNA（dsRNA）施用于人，包括向人施用初始剂量的中性脂质体配制的 PCSK9 靶向的 dsRNA，导致人中的总血清胆固醇水平初始降低至少 15%，所述药剂使受试者的 LDLR 水平增加 5% ～ 60%。所述 dsRNA 具有改善的稳定性和抑制活性，因此允许以低剂量施用，即每天低于 5 mg/kg 接受者体重。

2010 年 6 月 15 日提交的 WO2010148013A2 请求保护一种用于治疗高脂血症的组合物。组合物包含核酸脂质颗粒，所述核酸脂质颗粒包含用于抑制细胞中人前蛋白转化酶枯草杆菌蛋白酶 /kexin 9 型（PCSK9）基因表达的双链核糖核酸（dsRNA），其中所述核酸脂质颗粒包含脂质制剂，所述脂质制剂包含 45 ～ 65 mol% 阳离子脂质、5 ～ 10 mol% 非阳离子脂质、25 ～ 40 mol% 甾醇和 0.5 ～ 5 mol% 聚乙二醇（PEG）或 PEG 修饰的脂质。dsRNA 由有义链和反义链组成。

2010 年 8 月 5 日提交的 WO2011017548A1 请求保护可用于例如预防肿瘤生长的组合物，其包含包含双链 RNA 的核酸脂质颗粒，所述核酸脂质颗粒包含用于抑制细胞中人驱动蛋白家族成员 11（Eg5/KSP）基因表达的第一双链核糖核酸（dsRNA）和用于抑制细胞中人血管内皮生长因子（VEGF）表达的第二 dsRNA，其中：所述核酸脂质颗粒包含脂质制剂，所述脂质制剂包含 25 ～ 75 mol% 阳离子脂质、0.1 ～ 15 mol% 非阳离子脂质、5 ～ 50 mol% 甾醇和 0.5 ～ 20 mol% 聚乙二醇或 PEG 修饰的脂质。

2010 年 8 月 13 日提交的 WO2011020023A2 请求保护一种用于治疗、预防或控制由埃博拉表达介导的病理过程的组合物，其包含双链 RNA 和包含阳离子脂质的脂质制剂。该组合物还包含中性脂质、甾醇、聚乙二醇或 PEG 修饰的脂质。所述组合物在感染后十天提供至少 75% 的对埃博拉病毒的保护，并且在感染后 10 天相对于对照增加 3 ～ 7 倍的生存力。

2010 年 9 月 3 日提交的 WO2011029016A1 请求保护一种用于选择性靶向 / 递送寡核苷酸至哺乳动物组织并治疗脂质和代谢紊乱的组合物，包含含有寡核苷酸和重组载脂蛋白 E 的颗粒。其中所述颗粒包含：至少一种寡核苷酸和至少一种重组载脂蛋白 E（ApoE），其中所述颗粒基本上不含其他载脂蛋白，所述寡核苷酸与亲脂蛋白缀合；所述颗粒还包含磷脂。

2010 年 9 月 10 日提交的 WO2011034798A1 请求保护一种治疗患有肝累及的癌症的受试者的方法，包括通过静脉内输注每 2 周一次施用 ALN–VSP02（脂质纳米颗粒配制的小干扰 RNA 的 RNA 干扰治疗剂）的组合物。其包含靶向血管内皮生长因子（VEGF）–A 和纺锤体驱动蛋白（KSP）表达的脂质纳米颗粒配制的小干扰 RNA（siRNA）。所述组合物提供在患者中耐受性良好的治疗。

2010 年 12 月 17 日提交的 WO2011075656A1 请求保护一种用于调节对象中靶基因例如因子 VII 的表达的药物组合物中的脂质颗粒。该脂质颗粒包含（以摩尔 % 计）：第一阳离子脂质（0 ～ 60）、第二阳离子脂质（0 ～ 60），其中阳离子脂质在颗粒中的总量为（20 ～ 60）、中性脂质（5 ～ 25）、甾醇（25 ～ 55）、和含 PEG 的脂质（0.5 ～ 15），所述含 PEG 的脂质选自 PEG– 二甲基丙烯酸酯（DMA）、1– 单甲氧基聚乙烯 – 乙二醇 –2，3– 二肉豆蔻酰甘油（PEG-DMG）或它们的混合物。所述第一阳离子脂质为 DLin-M-C2-DMA 或 DLin-M-C3-DMA。所述第二阳离子脂质为 DLin-M-C4-DMA 或 C12-200。所述脂质颗粒还包含治疗剂。

2011 年 3 月 29 日提交的 WO2011123468A1 请求保护一种降低受试者的视网膜色素上皮中的运甲状腺素蛋白表达包括施用双链 RNA，其中所述双链 RNA 是 AD–18324、AD–18534 或 AD–23043。其中所述 dsRNA 与胆固醇分子缀合。

2011 年 4 月 6 日提交的 WO2011127180A1 请求保护一种用于通过抑制人分化簇 274/ 程序性死亡配体 1 的表达来治疗肿瘤或感染性疾病的药物组合物中的新双链 RNA，包括有义链和反义链，还包括脂质制剂。其中所述脂质制剂是 SNALP 或 XTC 制剂。

2011 年 4 月 29 日提交的 WO2011139911A2 请求保护一种用于治疗由不希望的基因表达（包括 PTEN 基因）引起的疾病的组合物，所述组合物包含含有单链 RNA 的核酸脂质颗粒，其中所述核酸脂质颗粒包含脂质制剂，所述脂质制剂包含阳离子脂质（45 ～ 65 mol%）、非阳离子脂质（5 ～ 10 mol%）、固醇（25 ～ 40 mol%）和聚乙二醇或 PEG 修饰的脂质（0.5 ～ 5 mol%）。该组合物具有改进的反义特性，以及改进的稳定性和 / 或细胞摄取特性。

2011 年 11 月 9 日提交的 WO2012064824A1 请求保护一种治疗受试者的子宫内膜癌的方法，包括施用包含例如 1，2- 二亚油氧基 –N，N– 二甲基 –3– 氨基丙烷、胆固醇和靶向 Eg5/KSP 的小干扰 RNA 的组合物。所述组合物包含：① 1，2- 二亚油氧基 –N，N– 二甲基 –3– 氨基丙烷（DLinDMA）；② R-1，2- 二棕榈酰基 –sn- 甘油基 –3– 磷酸胆碱（DPPC）；③ 3–N–［（共 – 甲氧基聚乙二醇）2000 氨基甲酰基］–1，2– 二肉豆蔻基氧基 – 丙胺（PEG2000–C–DMA）；④胆固醇；⑤靶向 Eg5/纺锤体驱动蛋白（KSP）的小干扰 RNA（siRNA）；⑥靶向血管内皮生长因子（VEGF）的 siRNA。

2012 年 3 月 28 日提交的 WO2012135246A2 请求保护一种包含有义链和反义链的新双链 RNA，所述反义链包含与 TMPRSS6 转录物互补的区域，用于治疗例如血色素沉着病、铁粒幼红细胞贫血、镰状细胞贫血和血红蛋白病。该组合物进一步包含脂质制剂。所述 dsRNA 是安全的，并且表现出改善的药代动力学特征，并且没有不良事件。

2012 年 6 月 21 日提交的 WO2012177947A2 请求保护一种含有特定核苷酸的有义链和反义链的新双链核糖核酸在抑制载脂蛋白 C– Ⅲ 基因（apoc3 基因）表达治疗甘油三酯水平升高中的应用。所述组合物包含 4–（二甲基氨基）丁酸（6Z，9Z，28Z，31Z）– 庚三烯 –6，9，28，31– 四烯 –19– 基酯（MC3）的脂质制剂。所述 dsRNA 抑制 APOC3 表达至少 30%；增加脂蛋白脂酶和 / 或肝脂酶活性；并且治疗大于 150（优选大于 500）mg/dL 的升高的甘油三酯水平。

2012 年 11 月 16 日提交的 WO2013075035A1 请求保护一种用于治疗运甲状腺素相关疾病例如高甲状腺素血症的双链 RNA 干扰剂。RNAi 试剂在非缓冲溶液中施用，其中所述非缓冲溶液是盐水或水。所述药物是脂质体或脂质制剂。

2013 年 4 月 10 日提交的 WO2013155204A2 请求保护一种新的双链 RNA，其包含有义链和与特定核苷酸序列的连续核苷酸互补的反义链，用于治疗 / 预防例如受试者中的卟啉症、疼痛、神经病变和神经损伤，包含长度为 15 ～ 30 个碱基对的有义链和反义链的双链 RNA（dsRNA）是新的，与 δ – 氨基乙酰丙酸合酶 1（ALAS1）RNA 转录物互补。该组合物进一步包含脂质制剂，其是脂质纳米颗粒（LNP）制剂。

2014 年 5 月 6 日提交的 WO2014182661A2 请求保护一种减少受试者中输注相关反应和超敏反应的方法，包括施用第一剂量和第二剂量的包含脂质制剂和核酸分子的组合物。所述脂质制剂包含黑皮质素 3（MC3）和小干扰 RNA（siRNA）分子。第一剂量以 1.5 ～ 2 yg/（kg·min）的第一 siRNA 剂量率施用，并且第二剂量以 4 ～ 6 yg/（kg·min）的第二 siRNA 剂量率施用。所述第一剂量以 15 ～ 25 yg/（kg·min）的第一脂质剂量率施用，并且所述第二剂量以 55 ～ 75 yg/（kg·min）的第二脂质剂量率施用。所述组合物可以以持续或受控的方式释放。

2015 年 10 月 16 日提交的 WO2016061487A1 请求保护一种用于抑制氨基乙酰丙酸合成酶 –1（ALAS1）基因的表达和用于治疗患有卟啉症的受试者的新反义多核苷酸剂。用于抑制 ALAS1 基因表达的药物组合物，其包含所述试剂；或包含所述药剂和脂质制剂的药物组合物，提供了更有效、快速作用和安全的替代治疗方法。

2016 年 2 月 11 日提交的 WO2016130806A2 请求保护一种用于抑制含 patatin 样磷脂酶结构域 3（PNPLA3）的表达的双链核糖核酸试剂，包括有义链和反义链，其中有义链包括 15 个连续的核苷酸。药物组合物包含所述双链 RNAi 试剂和脂质制剂。所述脂质制剂包含 MC3。其中所述病症是选自非酒精性脂肪肝病（NAFLD）、脂肪肝（脂肪变性）和非酒精性脂肪性肝炎的 PNPLA3 相关疾病。

2016 年 8 月 22 日提交的 WO2017040078A1 请求保护一种用于抑制例如细胞中程序性细胞死亡 1 配体 1（PD–L1）的表达的方法，并且用于治疗患有例如感染或癌症的受试者的双链核糖核酸（RNAi）剂，其包含有义链和反义链。用于抑制 PD–L1 基因表达的药物组合物，其包含所述 RNAi 试剂；和脂质制剂。RNAi 试剂中的特性和特异性靶位点或特异性修饰的组合或亚组合赋予 RNAi 改善的功效、稳定性、效力、持久性和安全性。

2016 年 12 月 9 日提交的 WO2017100587A1 请求保护一种用于抑制程序性细胞死亡 1 配体 1（PD–L1）基因表达和治疗 PD–L1 相关疾病的新反义多核苷酸剂。用于抑制程序性细胞死亡 1 配体 1（PD–L1）基因表达的反义多核苷酸剂是新的，还包含任选的脂质制剂。

2020 年 11 月 6 日提交的 WO2021092371A2 请求保护一种于治疗 CNS 疾病的组合物，其中 CNS 疾病选自阿尔茨海默病、肌萎缩性侧索硬化症，该组合物包含与靶基因互补的反义链、与反义链互补的有义链。所述组合物能够实现特定的鞘内和全身以及特定的眼部递送、药物渗透至预选的层，以及在气溶胶药物的施用期间对患者的剂量跟踪、顺应性监测和（或）剂量触发，并且防止片剂、胶囊或凝胶胶囊在哺乳动物胃中的溶解。

2021 年 3 月 30 日提交的 WO2021202511A2 请求保护一种用于抑制 MAPT 表达的双链核糖核酸（dsRNA）试剂，包括形成双链区的有义链和反义链，其中有义链包括至少 15 个连续核苷酸。药物组合物包含 dsRNA 试剂和脂质制剂。所述 MAPT 相关疾病或病症例如阿尔茨海默氏病、额颞痴呆、进行性核上性麻痹或其他 tau 病。

2021 年 4 月 6 日提交的 WO2021207167A1 请求保护一种用于抑制 myocilin 表达和治疗诊断患有 myocilin 相关疾病如青光眼的患者的双链核糖核酸制剂，包括形成双链区的有义链和反义链。dsRNA 试剂抑制或降低 MYOC 的表达或活性，降低错误折叠的 MYOC 蛋白的水平，减少小梁网细胞死亡，降低眼内压，或增加视敏度并减少或预防与病症相关的症状。

（4）石药集团

石药控股集团有限公司（以下简称"石药集团"）是一家国家级创新型企业，集创新药物研发、生产和销售为一体的大型医药公司。石药集团成立于 1998 年，位于河北省石家庄市。截至 2023 年 2 月，石药集团在多个省（市）设有 10 余个药品生产基地，拥有员工约 2.8 万人[①]。石药集团的产品类型包括抗肿瘤、心脑血管、抗感染等类药物。代表性产品有恩必普软胶囊、多恩达等。产品销售遍及全球 100 多个国家和地区。石药集团拥有研发人员 1800 余人，包括硕士、博士和海归专家。集团创新药产品项目有 300 多个，其中在研新靶点大分子生物药

---

① http://qylhw.com.cn/news Detail/1929T21.html.

30 个、小分子新药 40 个，原化药 3 类新药 70 余个 [①]。石药集团通过世界范围内的创新参与，为人类健康提供更好的创新成果。年研发投入约 50 亿元，每年以双位数增长。依托纳米制剂药物、mRNA、ADC 等八大技术平台，聚焦肿瘤、精神神经、心血管、免疫和呼吸、代谢及抗感染等六大领域，石药在研创新药项目有 130 余个 [②]。

石药集团在脂质体 /LNPs 药物制剂领域取得了显著的成就和进展。石药集团在我国脂质体市场中占据重要地位，至 2022 年，其约占一半我国脂质体市场份额 [③]。石药集团的纳米技术平台优势显著，已研发了包括纳米脂质体、白蛋白纳米制剂等多项核心递送技术，相关管线布局在国际上亦处领先地位。石药集团重点关注脂质体注射液，计划未来每年都会有新的脂质体注射剂药品上市。石药集团的盐酸伊立替康脂质体注射液是国内首个获批上市的仿制药，用于治疗胰腺癌，并且已向美国 FDA 提交了新药上市申请（NDA）[④,⑤]。石药集团的脂质体技术能够改善药物的 pH 依赖的转换特性、保护药物不被早期转化为活性代谢物，避免肾脏过滤效应，并具有高渗透长滞留效应。石药集团有多个脂质体 /LNPs 药物在研，包括米托蒽醌脂质体注射液、两性霉素 B 脂质体注射用、紫杉醇纳米粒（速溶型）、柔红霉素阿糖胞苷脂质体等，适应证涵盖多种血液瘤及实体瘤。石药集团的脂质体 /LNPs 药物制剂在国际市场上也展现出潜力。根据弗若斯特沙利文的数据，盐酸伊立替康脂质体注射液市场规模预计在 2025 年将达到 1.4 亿元人民币，2025—

---

① https://new.qq.com/rain/a/20231207A01U9N00.

② https://www.e-cspc.com/about/index.html.

③ https://xueqiu.com/1883007513/283954666.

④ https://www.cn-healthcare.com/articlewm/20231220/content-1623951. html.

⑤ https://www.sohu.com/a/744984532_114984.

2030 年的复合年增长率为 66.6%。石药集团全球首个米托蒽醌纳米药物获批上市，展现了公司在纳米药物领域的创新能力。石药集团欧意药业的盐酸伊立替康脂质体注射液作为国内首个获批上市的仿制药，是石药集团在脂质体 /LNPs 药物制剂领域的一个重要里程碑[①]。

该公司在脂质体 /LNPs 领域的相关专利布局路线图如图 3-11 所示。

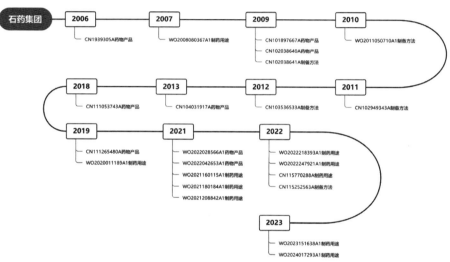

图 3-11　石药集团脂质体 /LNPs 药物制剂专利布局

通用技术方面

2009 年 10 月 26 日提交的 CN102038641A 请求保护一种外层经亲水聚合物修饰的脂质体 /LNPs 药物的制备方法，该方法是将磷脂和胆固醇制备成空白脂质体，将药物包封于脂质体中；在脂质体制备完成后，再将亲水聚合物修饰的脂类物质插入到磷脂双层外侧。亲水聚合物改性的脂质物质在脂质体分子

---

① https://xueain.com/9835549519/273711708.

层中的含量为 0.1% ～ 10%。该方法不仅能够得到高的包封率，而且能够实现长循环脂质体的缓释和靶向作用。

2010 年 10 月 26 日提交的 WO2011050710A1 请求保护一种制备脂质体的方法，包括：①用磺丁基醚环糊精或其盐的水溶液水合脂相粉末，形成含有磺丁基醚环糊精或其盐的水溶液作为内水相的空白脂质体；②除去步骤①中空白脂质体外相中的磺丁基醚环糊精盐，形成阴离子梯度，③任选地将金属离子载体混入步骤②中的空白脂质体外相中，当磺丁基醚环糊精盐为金属离子盐时，形成 pH 梯度；④用步骤②或③中的空白脂质体处理活性化合物溶液，使活性化合物包封在脂质体中；以及脂质体药物组合物，包含载体和（或）赋形剂，以及所述的脂质体。

2011 年 8 月 26 日提交的 CN102949343A 请求保护一种提高脂溶性药物装载量的脂质体的制备方法，该方法是将脂溶性药物溶解于有机溶剂中，然后与水相混合成乳，高压均质得到均一粒径的脂质体，最后旋蒸、浓缩、冻干获得高载药量的脂质体。该方法不仅能够得到高的包封率，而且能够提高药物的疗效、降低毒性。该药物包括紫杉烷类抗癌药物如紫杉醇。磷脂为卵磷脂，氢化大豆卵磷脂，二棕榈酰卵磷脂和 / 或二硬脂酰卵磷脂。亲水性聚合物改性脂质为聚乙二醇改性的二硬脂酰磷脂酰乙醇胺，聚乙二醇改性的二硬脂酰磷脂酰甘油，聚乙二醇改性的胆固醇，聚乙烯吡咯烷酮改性的二硬脂酰磷脂酰乙醇胺，聚乙烯吡咯烷酮改性的二硬脂酰磷脂酰甘油和 / 或聚乙烯吡咯烷酮改性的胆固醇。

2012 年 7 月 17 日提交的 CN103536533A 请求保护一种简单有效的水溶性药物的脂质体制备方法，该方法是将磷脂、胆固醇和亲水聚合物修饰的脂类溶解于有机溶剂中，形成脂相，然后通过小孔三通装置高速注入水相，形成粒度均一的空白脂质体，进行孵育，最后采用主动载药法得到脂质体。使用该方法制备得到的脂质体具有较高的包封效率。优选的方法：该方法包括在 40 ～ 70 ℃ 温育 20 ～ 60 min。所述小孔的直径为 0.05 ～ 1.5 mm。优选制剂：脂质体药物制剂还包括改变渗透压的盐，缓冲物质和（或）抗氧化剂。该方法制备脂质体简单，包封率高。

具体制剂 / 适应证方面

2006 年 10 月 23 日提交的 CN1939305A 请求保护一种头孢呋辛酯脂质体及其制备方法，该脂质体由头孢呋辛酯，大豆卵磷脂和氯甾醇组成，其中头孢呋辛酯、大豆卵磷脂和氯甾醇的质量比为 1 : 2 : 2。该发明的头孢呋辛酯脂质体可用于制备对胃肠粘膜细胞具有高靶向性的片剂。

2007 年 12 月 29 日提交的 WO2008080367A1 请求保护一种用于治疗患者疾病的方法，优选肿瘤的脂质体制剂，其中脂质体的粒径为约 30 ～ 80 nm，磷脂双层含有 Tm 大于体温的磷脂，因此脂质体的相变高于体温，优选磷脂是磷脂酰胆碱、氢化大豆磷脂酰胆碱（HSPC）、氢化鸡蛋磷脂酰胆碱、二棕榈酰磷脂酰胆碱（DPPC）、二硬脂酰磷脂酰胆碱（DSPC）或它们的组合。

2009 年 5 月 26 日提交的 CN101897667A 请求保护一种盐酸多柔比星脂质体注射剂及其制备工艺，其中各组分的质量百分含量为：盐酸多柔比星 0.05% ～ 0.5%、氢化大豆卵磷脂 0.025% ～ 3%、胆固醇 0.001% ～ 1.5%、聚乙二醇化脂 0.01% ～ 1%、有机酸或硫酸铵 0.002 5% ～ 2.5%、糖 2.8% ～ 20%、缓冲剂 0.1% ～ 10%，其余为注射用水。其制备工艺包括以下步骤：①脂相冻干；②脂相水化；③脂质体整粒；④制造磷脂膜内外跨膜梯度；⑤脂质体载药；⑥除菌、分装、保存。

◇ **3 脂质体和脂质纳米颗粒药物制剂** ◇

2009 年 10 月 26 日提交的 CN102038640A 请求保护一种用于治疗肿瘤的药物组合物，包含长春花生物碱衍生物和脂质体二分子层。长春花生物碱衍生物为长春瑞滨或长春新碱。所述药物组合物包含（以摩尔 / 摩尔 % 计）：胆固醇 –PEG 修饰剂（0.1 ～ 20）和磷脂（0.3 ～ 18，优选 3 ～ 6）。该组合物包含用于改变渗透压的盐、缓冲物质和（或）抗氧化剂。该脂质体使药物获得较高的包封率和延长的体内滞留时间。

2013 年 3 月 6 日提交的 CN104031917A 请求保护一种针对 HBx 的 siRNA，以及用于转送该 siRNA 的脂质体。含有 siRNA 质粒，阳离子脂 98N12-5，胆固醇和 PEG 化磷脂。该脂质体不仅具有良好的体内外稳定性，可以很好地到达靶部分，而且获得了较高的转染效率，有利于其发挥其将 siRNA 运送细胞抑制乙肝病毒基因 HBx 表达的作用，另外，其还具有较低的毒性，有利于其应用于体内研究。

2018 年 10 月 16 日提交的 CN111053743A 请求保护一种前列地尔脂质体，含有前列地尔、蛋黄卵磷脂、麦芽糖和二丁基羟基甲苯，其中平均双层数量 L 为 1.1 ～ 1.5，优选 L 为 1.3。所述的前列地尔脂质体，每个制剂单位含有前列地尔 1 040 μg，蛋黄卵磷脂 340 mg，麦芽糖 50 600 mg 和二丁基羟基甲苯 20 160 μg，脂质体粒径 80 200 nm。该发明的脂质体，在制备过程中形成较多的寡层脂质体，活性成分被包裹在不同层内，在释放时，包裹在里层的药物需要跨多层膜，从而延缓了药物从脂质体中的释放，使其具有缓释效果和更好的疗效。

2019 年 7 月 10 日提交的 WO2020011189A1 请求保护米托蒽醌脂质体药物制剂在制备用于治疗淋巴瘤的药物中的用途，所述淋巴瘤优选非霍奇金淋巴瘤，进一步优选侵袭性非霍奇金淋巴瘤，更优选弥漫大 B 细胞淋巴瘤或外周 T 细胞淋巴瘤，更进一步优选复发难治性的弥漫大 B 细胞淋巴瘤或外周 T 细胞淋巴瘤。所述米托蒽醌脂质体作为单一抗肿瘤治疗剂，不与其他抗肿瘤药物联合应用。所述米托蒽醌脂质体药物制剂包括粒径为 30 ～ 80 nm 的米托蒽醌脂质体，所述米托蒽醌脂质体中含有米托蒽醌，所述米托蒽醌与脂质体中的多价抗衡离子形成难以溶解的沉淀，所述脂质体磷脂双层中含有相变温度（Tm）高于体温的磷脂，因此所述脂质体的相变温度高于体温。

2019 年 12 月 3 日提交的 CN111265480A 请求保护一种盐酸表柔比星脂质体，含有脂质双层和内水相，内水相中含有硫酸铵溶液和盐酸表柔比星，所述内水相中硫酸铵的浓度为 200 ～ 300 mmol/L，硫酸铵与盐酸表柔比星的摩尔比为 0.1 ～ 3.0。所述脂质双层含有氢化大豆卵磷脂、胆固醇和培化二硬脂酰磷脂酰乙醇胺。所述脂质体的体外释放率 20 分钟为 30% ～ 50%，60 分钟为 50% ～ 75%，180 分钟为大于 80%。所述的盐酸表柔比星脂质体的形状为球形或椭球形，长轴 / 短轴的平均值≤ 2。研究表明通过控制内水相中硫酸铵与药物的比例，在保证药物释放一致和降低过敏反应发生率方面都获得了令人满意的结果。

2021 年 2 月 9 日提交的 WO2021160115A1 请求保护一种治疗乳腺癌的方法，该方法包括将盐酸米托蒽醌脂质体单独给药于乳腺癌患者 30 ～ 120 分钟，优选 60 ± 5 分钟，每 4 周一次，以米托蒽醌计，剂量为 8 ～ 30 mg/m²，优选 12 ～ 20 mg/m²，其中患者接受的米托蒽醌的总剂量不大于 200 mg/m²，优选不大于 120 mg/m²，所述盐酸米托蒽醌脂质体的粒径为 30 ～ 80 nm，包括①米托蒽醌活性成分，其在脂质体中能与多价抗衡离子形成不溶性沉淀；②磷脂双层，其含有相变温度（Tm）高于体温的磷脂，所述磷脂为磷脂酰胆碱、氢化大豆卵磷脂（HSPC）、氢化蛋黄卵磷脂、卵磷脂二棕榈酸酯和 / 或卵磷脂二硬脂酸酯。或者所述盐酸米托蒽醌脂质体的粒径为 35 ～ 75 nm，优选为 60 nm，所述磷脂双分子层中氢化大豆卵磷脂、胆固醇和聚乙二醇 2000 修饰的二硬脂酰磷脂酰乙醇胺（DSPE-PEG2000）的质量比为 3∶1∶1，粒径为 60 nm，抗衡离子为硫酸根离子，或者所述脂质体的磷脂双分子层中氢化大豆卵磷脂、胆固醇和聚乙二醇 2000 修饰的二硬脂酰磷脂酰乙醇胺的质量比为 3∶1∶1，粒径为 40 ～ 60 nm，抗衡离子为硫酸根离子，HSPC、Chol 的质量比，脂质体中 DSPE-PEG2000 和米托蒽醌为 9.58∶3.19∶3.19∶1。

2021 年 3 月 11 日提交的 WO2021180184A1 请求保护一种盐酸米托蒽醌脂质体在制备治疗肝癌药物中的用途，每次静脉给药，所述脂质体的输注给药时间为 30 ～ 120 分钟，优选为 90 ± 15 分钟，所述脂质体的给药周期为每 4 周一次，以米托蒽醌为基准，用量为 8 ～ 30 mg/m^2，优选为 20 mg/m^2，所述脂质体制剂对每位患者的总剂量 ≤ 200 mg/m^2，优选为 ≤ 120 mg/m^2；和盐酸米托蒽醌脂质体。

2021 年 4 月 12 日提交的 WO2021208842A1 请求保护一种盐酸米托蒽醌脂质体在制备治疗小细胞肺癌的药物中的用途，小细胞肺癌优选为一线或二线治疗失败的小细胞肺癌，更优选接受过系统性一线治疗，3 个月后出现疾病进展或复发的小细胞肺癌。本发明的盐酸米托蒽醌脂质体探索了治疗小细胞肺癌（SCLC）的安全有效剂量，为临床使用提供依据，有效治疗、控制或缓解患者的小细胞肺癌。

2021 年 8 月 6 日提交的 WO2022028566A1 请求保护一种治疗自然杀伤细胞 /T 细胞淋巴瘤的药物，所述药物包括盐酸米托蒽醌脂质体和培门冬酶，所述药物优选为注射剂型、液体注射剂、注射粉针剂、注射片剂，优选为盐酸米托蒽醌脂质体，以米托蒽醌计，所述盐酸米托蒽醌脂质体含有 0.5 ～ 5 mg/mL 的活性成分，优选为 1 mg/mL，所述培门冬酶含有门冬酰胺酶

1 000～5 000 国际单位 /5 mL，优选为 3750 国际单位 /5 mL，所述盐酸米托蒽醌脂质体和培门冬酶在同一制剂中或分别存在。盐酸米托蒽醌脂质体提高培门冬酶对自然杀伤细胞 /T 细胞淋巴瘤的疗效，毒副作用小，提高疾病的完全缓解率（CR 率）和部分缓解率（PR 率）。

2021 年 8 月 26 日提交的 WO2022042653A1 请求保护一种包括米托蒽醌脂质体和环磷酰胺、长春新碱、泼尼松，所述米托蒽醌脂质体为米托蒽醌脂质体；治疗 PTCL 的方法，包括通过注射，优选口服施用盐酸米托蒽醌脂质体和环磷酰胺、长春新碱、泼尼松，盐酸米托蒽醌脂质体的量为 8～30 mg/m^2，优选 12～24 mg/m^2，环磷酰胺的量为 750 mg/m^2，长春新碱的量为 1.4 mg/m^2，泼尼松的量为 100 mg/ 天；提高环磷酰胺、长春新碱、泼尼松治疗液对 PTCL 的疗效。

2021 年 12 月 14 日提交的 WO2022127760A1 请求保护一种盐酸米托蒽醌脂质体在制备用于治疗卵巢癌、胃癌或头颈鳞癌的药物中的用途，利用盐酸米托蒽醌脂质体制剂治疗卵巢癌、胃癌或头颈鳞癌的方法，以及用于治疗卵巢癌、胃癌或头颈鳞癌的盐酸米托蒽醌脂质体制剂。

2022 年 4 月 15 日提交的 WO2022218393A1 请求保护一种盐酸米托蒽醌脂质体在制备用于治疗尿路上皮癌、乳腺癌、骨与软组织肉瘤的药物中的用途。还提供治疗尿路上皮癌、乳腺癌、骨与软组织肉瘤的方法，所述方法为给予所需患者治疗有效量的盐酸米托蒽醌脂质体。盐酸米托蒽醌脂质体能有效治疗尿路上皮癌、乳腺癌、骨与软组织肉瘤，与普通盐酸米托蒽醌注射剂比较，疗效更好，不良反应更少。

2022 年 5 月 27 日提交的 WO2022247921A1 请求保护一种盐酸米托蒽醌脂质体在制备用于治疗晚期实体瘤的药物中的用途，给予晚期实体瘤患者更高的治疗有效量的盐酸米托蒽醌脂质体，例如 8 ～ 150 mg/m²。动物试验结果表明，盐酸米托蒽醌脂质体能有效抑制多种实体瘤移植瘤的生长；临床研究结果表明，盐酸米托蒽醌脂质体能有效治疗晚期实体瘤，安全可控。

2022 年 6 月 24 日提交的 CN115252563A 请求保护一种柔红霉素阿糖胞苷脂质体冻干品的制备方法，含有如下步骤：①柔红霉素阿糖胞苷脂质体药液的制备；②预冻；③一次干燥；④解析干燥。其特征在于步骤②预冻分为 3 个阶段，步骤③一次干燥分为 2 个阶段。该冻干方法工艺可控、可扩大规模冻干，且冻干前后柔红霉素阿糖胞苷脂质体的性质不变，能够稳定贮存。

2022 年 9 月 7 日提交的 CN115770288A 请求保护一种米托蒽醌脂质体、硼替佐米和地塞米松在制备治疗多发性骨髓瘤的药物中的用途，用于治疗多发性骨髓瘤的包含米托蒽醌脂质体、硼替佐米和地塞米松的药物组合产品，以及使用米托蒽醌脂质体、硼替佐米和地塞米松治疗多发性骨髓瘤的方法。所述多发性骨髓瘤优选为复发/难治多发性骨髓瘤。所述米托蒽醌脂质体优选为盐酸米托蒽醌脂质体。

2023 年 2 月 10 日提交的 WO2023151638A1 请求保护一种前列地尔脂质体或包含前列地尔脂质体的药物组合物在制备用于预防和/或治疗造影剂诱导的急性肾损伤的药物中的用途，以及利用前列地尔脂质体或包含前列地尔脂质体的药物组合物预防和/或治疗造影剂诱导的急性肾损伤的方法，其中前列地尔脂质体的平均双层数量 L 为 1.1 ～ 1.5，脂质体的每个制剂单位含有前列地尔 10 ～ 40 μg、蛋黄卵磷脂 3 ～ 40 mg、麦芽糖 50 ～ 600 mg 和二丁基羟基甲苯 20 ～ 160 μg，脂质体粒径为 80 ～ 200 nm。

2023 年 4 月 25 日提交的 WO2023207931A1 请求保护一种米托蒽醌脂质体联合抗血管生成靶向药，特别是贝伐珠单抗和索拉非尼在治疗卵巢癌，尤其是铂耐药复发卵巢癌中的用途。

所述米托蒽醌脂质体和抗血管生成靶向药的联合进一步提高了对卵巢癌的疗效，提高了疾病缓解率，且能够控制疾病的进展，从而为卵巢癌的治疗提供了新的选择。

2023 年 7 月 9 日提交的 WO2024017293A1 请求保护一种盐酸米托蒽醌脂质体用于治疗视神经脊髓炎谱系疾病的用途，该申请还提供一种治疗个体的视神经脊髓炎谱系疾病的方法，所述方法包括给予所述个体治疗有效量的盐酸米托蒽醌脂质体或包含盐酸米托蒽醌脂质体的药物组合物。动物和临床试验结果表明，盐酸米托蒽醌脂质体对视神经脊髓炎谱系疾病安全有效。

（5）南京绿叶

南京绿叶制药有限公司（以下简称"南京绿叶"）是一家专注于抗肿瘤药物研发、生产和销售的高新技术企业。南京绿叶成立于 1992 年，并于 2007 年加入绿叶制药集团。作为国家级高新技术企业，南京绿叶拥有多项自主知识产权，致力于抗肿瘤药物的创新与开发。南京绿叶在脂质体 /LNPs 药物领域取得了显著成就，尤其是其创新制剂紫杉醇脂质体（商品名：力扑素®），这是目前全球唯一获批上市的紫杉醇脂质体产品[1]。该公司还成功开发了国内首个复方脂质体创新制剂——盐酸伊立替康氟脲苷脂质体注射液（LY01616）[2]，该制剂能将两种药物共同包载于复方脂质体中，有望改善临床治疗中的一些痛点，如药效协同和给药时长问题。绿叶制药长期聚焦脂质体与靶向给药技术领域，并已达到国际先进水平。公司已建成高度智慧化的脂质体生产线，并拥有符合 GMP 要求的商业化生产车间，产业化能力持续提升[3]。

---

① https://www.luye.cn/lvye/view.php?id=1135.
② https://www.luye.cn/lvye/view.php?id=1222.
③ https://www.njluye.com/about.php.

南京绿叶的脂质体 /LNPs 药物制剂专利布局如图 3-12 所示。

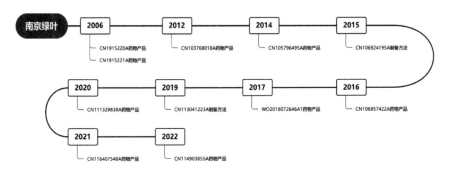

图 3-12 南京绿叶脂质体 /LNPs 药物制剂专利布局

通用技术方面

2016 年 12 月 28 日提交的 CN106957422A 请求保护一种新的具有能与肿瘤细胞特异性结合的，高疗效、低毒性的多功能脂质体载体及其制备方法。所述方法包括将 PEG 修饰的磷脂类长循环脂质体与具有靶向作用的 PSMA 配体 GL2 相结合，制备了具有主动靶向作用的 GL2PEG 磷脂类化合物。

具体制剂 / 适应证方面

2006 年 9 月 5 日提交的 CN1915220A 请求保护一种米托蒽醌或盐酸米托蒽醌脂质体及其制备方法。该脂质体是由下列质量配比原料及辅料组成：米托蒽醌或盐酸米托蒽醌 1 ～ 2 份，带负电荷磷脂 1 ～ 1 000 份，中性磷脂 1 ～ 2 000 份，胆盐 0.2 ～ 100 份，胆固醇 0 ～ 100 份，冻干赋形剂 20 ～ 1 000 份，具有包封率高、粒径小、稳定性好、降低毒性等特点；该方法以乙酸乙酯和乙醇的组合作为制作膜材料的溶媒，经过溶有主药和冻干赋形剂的水溶液洗膜，再经高压匀浆处理、除菌、冻干、充氮、扎口等步骤制得，本方法可适用于工业化生产。

2006 年 9 月 5 日提交的 CN1915221A 请求保护一种长春花属生物碱脂质体及其制备方法。该脂质体由以下质量配比的原料及辅料组成：长春花属生物碱 1 ～ 10 份，带电荷磷脂 0.1 ～ 1 000 份，不带电荷磷脂 0.1 ～ 1 000 份，胆固醇 0 ～ 900 份，冻干赋形剂 1 ～ 2 000 份。该发明的优点是不加任何表面活性剂、酸、碱、盐、聚合物和抗氧化剂，也不采用 pH 梯度或离子梯度法，直接利用带电荷磷脂 使长春花属生物碱脂质体的包封率在 90% 以上，脂质体的稳定性好，粒径小，并能提高临床使用的安全性和疗效。该制备方法切实可行，适用于工业化生产。

2012 年 10 月 17 日提交的 CN103768018A 请求保护一种卡巴他赛脂质体注射剂及其制备方法，该卡巴他赛脂质体注射剂包括卡巴他赛、磷脂、胆固醇、甘露醇或葡萄糖，可通过真空薄膜浓缩法、旋转蒸发法、逆相蒸发法、高压匀化法、pH 梯度法等方法制备而成。该脂质体不仅毒性降低、临床使用简便、生物利用度提高，而且克服了由于脂质体在放置过程中可能会发生多种变化，比如磷脂会氧化和水解，脂质体可能发生凝聚、融合等变化，从而导致包裹物质的渗漏等问题，提供了一种具有良好稳定性，在储存期内足够稳定的卡巴他赛脂质体。

2014 年 12 月 29 日提交的 CN105796495A 请求保护一种盐酸伊立替康脂质体药物组合物及其制备方法，具体涉及包括盐酸伊立替康、氢化大豆磷脂酰胆碱（HSPC）、双硬脂酰磷脂酰胆碱（DSPC）、胆固醇（CHol）和培化磷脂酰乙醇胺。盐酸伊立替康，氢化大豆磷脂酰胆碱，二硬脂酰磷脂酰胆碱，胆固醇和培养磷脂酰乙醇胺的比例为 1 :（2.1 ～ 3.9）:（0.5 ～ 1.6）:（0.75 ～ 1.5）:（0.25 ～ 1.25），并提供了该药物组合物的制备方法，通过该方法制备的盐酸伊立替康脂质体药物组合物包封率高、载药量高和稳定性好。

2015 年 12 月 31 日提交的 CN106924195A 请求保护一种新

的冻干方法制得的注射用紫杉醇脂质体组合物，具体涉及一种冻干周期短、成本低、质量稳定均一、产品外观佳并适合生产的注射用紫杉醇脂质体组合物，该组合物工艺简单，而且冻干后制剂稳定，有利于工业化生产，降低了生产成本，避免了脂质体粒径的波动变化，保证药效的发挥，提高了临床用药的安全性。

2017 年 10 月 13 日提交的 WO2018072646A1 请求保护一种抑制 bcl-2 的反义寡聚核酸的脂质纳米粒及其制备方法。所述脂质纳米粒是由膜材料包裹一段反义寡聚核酸制成，所述的核酸序列为 5'-TCT CCC AGC GTG CGC CAT-3'，或 5'-UCU CCC AGC GTG CGC CAU-3'。该膜材料包括阳离子脂质、中性磷脂、胆固醇、吐温（RTM；Polysorbate）、聚乙二醇衍生物，其摩尔比为（25～35）：（40～50）：（15～25）：（1～5）：（1～5）。其制备方法包括：①将阳离子脂质、中性磷脂、胆固醇、Tween（RTM：Polysorbate）和聚乙二醇衍生物溶解于 80% 乙醇中，得到混合乙醇溶液；将修饰的反义寡核苷酸溶解于 PBS 缓冲液中，得到反义寡核苷酸 PBS 溶液；②将混合乙醇溶液和反义寡核苷酸 PBS 溶液混合，得到含有 40% 乙醇的混合溶液；③将含有 40% 乙醇的混合溶液用等体积的 PBS 溶液稀释；直到制剂混合物的最终乙醇浓度低于 5% 为止；④向步骤③中获得的混合物中加入高盐溶液以获得含高盐的混合物；⑤使步骤④中获得的混合溶液经过超滤或透析装置以除去乙醇和游离的未包封的寡核酸；⑥使用孔径为 0.22 μm 的过滤器或过滤元件对滤液进行灭菌以获得脂质纳米颗粒。

2019 年 12 月 26 日提交的 CN113041223A 请求保护一种局部麻醉脂质体及其制备方法。制备空白脂质体，将空白脂质体超滤浓缩，将待包封药物与空白脂质体孵育，灭菌，过滤，得载药脂质体，将载药脂质体与空白脂质体混匀，泊洛沙姆

（RTM）：非离子聚氧乙烯 – 聚氧丙烯嵌段共聚物水溶液和包装。该产品易于实现工业化生产，粒径小，均匀性好，负载率高，操作简单。

2020 年 5 月 9 日提交的 CN111329838A 请求保护一种紫杉醇脂质体的药物组合物，包括 1 质量份的紫杉醇、15 ～ 40 质量份的蛋黄卵磷脂、0.5 ～ 10 质量份的胆固醇、0.2 ～ 2 质量份的氨基酸、10 ～ 37.5 质量份的葡萄糖，所述蛋黄卵磷脂包括 85 ～ 95 质量 % 的磷脂酰胆碱和 1 ～ 6 质量 % 的磷脂酰乙醇胺。紫杉醇脂质体的药物组合物具有优异的稳定性，使用成本有效的蛋黄卵磷脂，并且符合要求，具有一定的比例和含量。

2021 年 12 月 31 日提交的 CN116407548A 请求保护一种蒽环类抗肿瘤药和铂类抗肿瘤药的组合物及其制备方法，将表阿霉素和奥沙利铂限定在固定的比例中，可以提高药效，或者将两药为代表的两类药物以固定的协同比共同包载入纳米粒载体中，如脂质体，能突破传统化疗的限制，实现两药在体内长时间维持协同比载药、递药、释药，靶向蓄积于肿瘤，可以显著提高药效，达成协同增效减毒的目标，使患者获益，为临床提供一种疗效、安全性及用药依从性更好的治疗药物。

2022 年 2 月 7 日提交的 CN114903855A 请求保护一种盐酸伊立替康氟脲苷复方脂质体药物组合物及其制备方法，包括盐酸伊立替康、氟尿苷、氢化大豆磷脂酰胆碱、二硬脂酰磷脂酰胆碱、胆固醇和磷脂酰乙醇胺。盐酸伊立替康与以伊立替康为基础的氟尿苷的摩尔比为（1 ～ 5）：（5 ～ 1），氢化大豆磷脂酰胆碱，二硬脂酰磷脂酰胆碱与胆固醇的摩尔比为（1 ～ 9）：（0 ～ 8）：（0.5 ～ 2），硬脂酰磷脂酰胆碱与胆固醇的摩尔比为 1：（30 ～ 60）。制备所述脂质体药物组合物的方法，包括将氢化大豆磷脂酰胆碱溶解，二硬脂酰磷脂酰胆碱，胆固醇和磷脂酰乙醇胺在有机溶剂中，减压蒸发有机溶剂成膜，加入硫酸铵蔗糖溶液或硫酸铵水溶液水合形成悬浮液，均质，制粒，用超滤系统除去未包封的硫酸铵和蔗糖或硫酸铵，得空白脂质体，加入盐酸伊立替康氟尿嘧啶蔗糖溶液，充分孵育后，再用超滤系统除去未包封的游离药物，灭菌，过滤，制得盐酸伊立替康氟尿嘧啶脂质体注射剂。

3.3 小结

本章从脂质体/LNPs 药物制剂的产业现状出发，梳理了中美欧批准上市的脂质体/LNPs 药物制剂，并从申请量、申请趋势、重要申请人等多角度对全球脂质体/LNPs 药物制剂的专利技术进行深入分析。可以看出脂质体/LNPs 药物制剂由最初主要集中于递送小分子化合物药物逐步向递送小分子核酸、基因和多肽药物发展，给药途径也由静脉注射向口服、吸入等方向进行探索。脂质体的制备方法、结构组成也在不断丰富。通过对脂质体/LNPs 药物制剂的国外和国内主要申请人的专利技术进行分析，可以看出国外申请人专利布局更为全面完善，通用技术、新型脂质化合物开发、新药物活性成分/适应证、剂型、制备方法均有涉猎，并且已大规模进军 mRNA 疫苗和基因治疗领域，并已有产品获批上市。而国内申请人几乎不涉及新型脂质化合物开发，所递送的药物活性物质仍主要集中于化学药，对于 mRNA 疫苗和基因治疗的布局仍处于起步阶段。新型脂质化合物有助于脂质体性能的改善和提升，mRNA 疫苗、基因治疗、多肽等新型药物活性物质的开发对于全球而言仍属于新兴领域，专利壁垒相对较少，建议国内申请人予以关注。

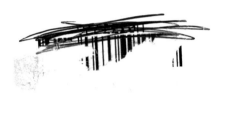